リハビリテーションのための
臨床神経生理学

東海大学医学部専門診療学系リハビリテーション科学教授　**正門由久** ｜編集

市川市リハビリテーション病院臨床検査科　**髙橋　修**
早稲田大学人間科学学術院教授　**村岡慶裕**　｜編集協力
慶應義塾大学理工学部生命情報学科准教授　**牛場潤一**

中外医学社

執筆者（執筆順）

正門 由久	東海大学医学部専門診療学系リハビリテーション科学教授
武田 湖太郎	藤田保健衛生大学藤田記念七栗研究所准教授／国立病院機構村山医療センター臨床研究部
植村 修	国立病院機構村山医療センター臨床研究部
加茂野 有徳	昭和大学保健医療学部理学療法学科講師
花山 耕三	川崎医科大学リハビリテーション医学教室教授
村岡 慶裕	早稲田大学人間科学学術院教授／国立病院機構村山医療センター臨床研究部
石尾 晶代	元早稲田大学大学院人間科学研究科修士課程
齊藤 慧	新潟医療福祉大学医療技術学部理学療法学科助教
山口 智史	慶應義塾大学医学部リハビリテーション医学教室特任助教
酒田 あゆみ	九州大学病院検査部
飛松 省三	九州大学大学院医学研究院臨床神経生理学分野教授
軍司 敦子	横浜国立大学教育人間科学部准教授
山﨑 まどか	大東文化大学スポーツ・健康科学部健康科学科特任講師
長田 美智子	山梨大学医学部附属病院検査部副臨床検査技師長
片山 雅史	国際医療福祉大学福岡保健医療学部医学検査学科准教授
髙橋 修	市川市リハビリテーション病院臨床検査科
古川 俊明	東海大学医学部付属八王子病院リハビリテーション科講師
青野 宏治	伊勢原協同病院リハビリテーション科副部長
古賀 信太朗	東海大学医学部付属八王子病院リハビリテーション科助教
児玉 三彦	東海大学医学部専門診療学系リハビテーション科学講師
補永 薫	東京湾岸リハビリテーション病院リハビリテーション部部長
新藤 恵一郎	慶應義塾大学医学部リハビリテーション医学教室
藤原 俊之	東海大学医学部専門診療学系リハビリテーション科学准教授
豊倉 穣	東海大学医学部付属大磯病院リハビリテーション科教授
菅原 眞治	東海大学医学部専門診療学系リハビリテーション科学
牛場 潤一	慶應義塾大学理工学部生命情報学科准教授
春日 翔子	慶應義塾大学理工学部生命情報学科助教

序

　本書は，リハビリテーション医学・医療に関わる医療従事者，特に若手の理学療法士や作業療法士，初期臨床研修医，専門医を目指す専攻医などに，臨床神経生理学がリハビリテーションに役立つことを知っていただき，臨床神経生理学へと"いざなう"ための本です．リハビリテーション医療は，患者の疾病およびそれによって生じた障害を治療して改善させるとともに，それに限界があったとしても，さまざまな手段を講じて生活を再建し，その質を高める医療です．そして，リハビリテーション医学は，"動きにくくなる"こと（必ずしも運動の障害ばかりでなく，感覚や高次脳機能の障害も含みます）を評価し，治療する学問です．つまり疾病そのものを直接的に治療するとともに，それによって生じた障害に介入できることがリハビリテーション医学・医療の真骨頂です．臨床神経生理学というととても難しそうな学問とお考えになると思いますが，それらをやさしく，わかりやすく解説したのが本書です．人が動きにくくなることにはさまざまな原因があり，それを探ること（診断），評価をすること（病気や障害の重症度を知ること），さらに治療手段に結びつけることができるのが臨床神経生理学です．

　筋電図，電気刺激，脳波，誘発電位，磁気刺激，経頭蓋電気刺激，自律神経とはどのようなものか？　またどのようにすれば，それらを記録でき，リハビリテーションに応用できるのか？　実際に患者さんの脳波や筋電図などを記録するにはどのようにするのか？　本書は，こういった疑問に関する知識と方法をできるだけわかりやすく解説したものであり，読んでいくにつれ理解が深まり，自分でもやってみようと思わずにはいられなくなると思います．これらの方法はリハビリテーションにおける客観的な評価や治療手段に使用することができます．上手に利用すれば，さらに深く疾病や障害を理解し，リハビリテーションによる治療およびその効果を明らかに示したい場合や，生体信号（筋電図など）をリハビリテーションの手段として用いたい場合などに"とても役に立つ"ものです．つまり，リハビリテーションが障害をもった人を対象としているからこそ，臨床神経生理学は欠かせないものであるといえると思います．

　本書を通して，リハビリテーションに関わるみなさまに，臨床神経生理学がとても身近で，"とても役に立つ"学問であることを知っていただきたい．そして，もっと活用していただき，臨床神経生理学がリハビリテーション医療・医学を大きく発展させるものになることを期待し，信じております．さあ，まずは記録してみましょう．

2015年3月

正門由久

目　次

I　臨床神経生理学とは？　　〈正門由久〉　1

  1.　リハビリテーション医学・医療　　2
  2.　臨床神経生理学の楽しみ方　　5

II　神経生理各論　　11

1.　筋電図　　11
  A　筋電図とは何か　〈武田湖太郎　植村　修〉　11
    1.　脳から筋への運動指令（錐体路）　　11
    2.　α運動神経から骨格筋へ　　12
    3.　骨格筋で生じる活動電位　　13
    4.　針筋電図　　15
    5.　表面筋電図　　16
    6.　誘発筋電図　　16
  B　筋電図の使い方　〈加茂野有徳〉　18
    1.　計測方法　　18
    2.　解析方法　　22
  C　筋電図の臨床応用　〈花山耕三〉　25
    1.　疾患の診断　　25
    2.　病態についての検索　　28
    3.　動作の解析　　33
    4.　治療に用いられる筋電　　33

2.　電気刺激　　35
  A　電気刺激とは何か？　〈村岡慶裕　石尾晶代〉　35
    1.　電気刺激から，筋肉が収縮するまで　　36
    2.　様々な効果を期待した電気刺激療法と刺激法　　39
  B　電気刺激の使い方　〈石尾晶代　村岡慶裕〉　41
    1.　電気刺激の基本特性　　41
    2.　刺激電極の選択・配置方法　　43
    3.　様々な効果を期待した電気刺激療法と刺激法　　47
    4.　電気刺激の実施手順　　48

C　電気刺激の応用 〈齊藤　慧　山口智史〉 51
　　　　1. 治療的電気刺激（TES）が中枢神経系に与える効果 52
　　　　2. 臨床応用：TES, IVES, HANDS療法 54

3. 脳波 60
　　A　脳波とは何か？ 〈酒田あゆみ　飛松省三〉 60
　　　　1. 脳波の発生機序 60
　　　　2. 脳波の構成成分 63
　　　　3. 脳波で何がわかるか？ 63
　　　　4. 脳波のリハビリテーション分野への応用 64
　　B　脳波の用い方 〈軍司敦子〉 66
　　　　1. 前日までに 66
　　　　2. 検査環境 66
　　　　3. 検査の準備 66
　　　　4. 電極位置の決め方 67
　　　　5. モンタージュの作成 68
　　　　6. 電極装着の前処置 69
　　　　7. 脳波の記録 70
　　　　8. 検査の終了 71
　　C　脳波の臨床応用 〈山﨑まどか〉 72
　　　　1. 年齢による脳波像の変化 72
　　　　2. 意識状態による脳波変化 74
　　　　3. 睡眠ポリグラフ 76
　　　　4. てんかん 78
　　　　5. BCI 81

4. 誘発電位 84
　　A　誘発脳波とは 〈長田美智子〉 84
　　　　1. 誘発電位とは 84
　　　　2. 容積導体 84
　　　　3. 遠隔電場電位と近接電場電位 84
　　　　4. 加算平均法 85
　　　　5. 周波数帯域 85
　　　　6. 誘発電位波形の読み方 86
　　　　7. 聴覚誘発電位 86
　　　　8. 体性感覚誘発電位（SEP） 88
　　　　9. 視覚誘発電位 89
　　　　10. 事象関連電位 90

11. 誘発脳波の評価方法 …………………………………………………91
B　誘発電位の使い方 ………………………………………〈片山雅史〉92
1. SEP：体性感覚誘発電位 …………………………………………92
2. VEP：視覚誘発電位 ………………………………………………95
3. ABR：聴性脳幹反応 ………………………………………………96
4. 今後の展望 …………………………………………………………96
C　リハビリテーション領域における体性感覚誘発電位の臨床応用 ………〈髙橋 修〉98
1. 上肢刺激 SEP ………………………………………………………99
2. 下肢刺激 SEP ……………………………………………………102
3. SEP の波形における覚醒と睡眠による影響 …………………105
4. リハビリテーション領域の症例からみる SEP の臨床応用 ……105

5. 磁気刺激 …………………………………………………………………113
A　磁気刺激とは何か？ ……………………………………〈古川俊明〉113
1. 磁気刺激コイル …………………………………………………113
2. 磁気刺激装置 ……………………………………………………114
3. 経頭蓋磁気刺激 …………………………………………………115
4. 磁気刺激の安全性 ………………………………………………117
B　磁気刺激の使い方 ………………………………………〈青野宏治〉119
1. 磁気刺激に用いられる機器 ……………………………………119
2. 刺激の種類 ………………………………………………………121
3. TMS の実際 ………………………………………………………122
C　磁気刺激の臨床応用 …………………………〈古賀信太朗　児玉三彦〉126
1. 臨床検査としての磁気刺激 ……………………………………127
2. 治療法としての磁気刺激の応用 ………………………………131
3. 磁気刺激の今後の展望 …………………………………………133

6. 経頭蓋電気刺激 …………………………………………………………135
A　経頭蓋電気刺激とは何か？ ……………………………〈補永 薫〉135
1. 経頭蓋直流電気刺激のメカニズム ……………………………135
2. 経頭蓋電気刺激に関わるパラメーター ………………………138
3. 安全性への配慮 …………………………………………………139
B　経頭蓋電気刺激の使い方 ………………………………〈新藤恵一郎〉141
1. 経頭蓋直流電気刺激（tDCS）の安全性 ………………………141
2. tDCS を使用する目的 ……………………………………………142
3. tDCS のパラメーター ……………………………………………142
4. 二重盲検法について ……………………………………………145
5. tDCS 実施のコツおよび注意点 …………………………………145

C　経頭蓋直流電気刺激の臨床応用 〈藤原俊之〉148
　　　　1. 経頭蓋直流電気刺激とは 148
　　　　2. 安全性の検討 149
　　　　3. 中枢性運動障害への応用 149
　　　　4. 今後の展望 151

　7. 自律神経 〈豊倉 穰　菅原眞治〉153
　　　　1. 自律神経の基本的事項 153
　　　　2. 心拍変動解析 156
　　　　3. 交感神経性皮膚反応（sympathetic skin response：SSR） 159

III　神経生理の臨床応用とその発展
リハビリテーションへの発展

〈牛場潤一　春日翔子〉166

　　　1. 神経生理学がもつ可能性 166
　　　2. システムを理解するということ 166
　　　3. 臨床神経生理学をツールとして考える 167
　　　4. システムを知るための作法 168
　　　5. 神経系モデリングの難しさ 170
　　　6. ロボットを使った神経生理学研究 173
　　　7. 評価から治療へ 175
　　　8. さまざまな治療作用点 176
　　　9. 可塑性を活用する治療 177
　　　10. 複数の治療作用点を含んだ運動訓練 178

　索引 185

I. 臨床神経生理学とは？

　リハビリテーション（以下リハビリと略す）医学は，dysmobility（動きにくくなること）を診断，評価そして治療する医学である．脳卒中をはじめとして，脊髄疾患，神経筋疾患，骨関節疾患，小児疾患，心疾患や呼吸器疾患などさまざまな病気により，"ヒトは動きにくくなる"（図1）．リハビリをスムーズに進めていくために，疾患を診断するまたは鑑別する際，その重症度などを客観的に評価する際，リハビリ医療による治療およびその効果を明確に示したい場合，また生体信号をリハビリにおける治療手段として用いたい場合など，臨床神経生理学はこれらのさまざまな場面で，とても助けとなり，大変"役に立つ"学問である．

　臨床神経生理学は，ヒトの中枢神経・末梢神経の機能などをさまざまな方法で診断，評価し，治療に役立てる学問であり，この分野の発展は目覚ましい．脳波や筋電図ばかりではなく，誘発電位，機能画像（脳機能イメージング）なども近年それに含められており，中枢神経系・末梢神経系などの領域を超えた学問へと発展している．それによって，運動機能，感覚機能，自律神経機能，高次脳機能などについて診断，評価が可能である．つまり脳波，筋電図，神経伝導検査，運動誘発電位（運動野興奮性の評価），体性感覚誘発電位などを含む誘発電位，事象関連電位，R-R 間隔変動や交感神経性皮膚反応（SSR: sympathetic skin response）などの自律神経機能などが計測でき

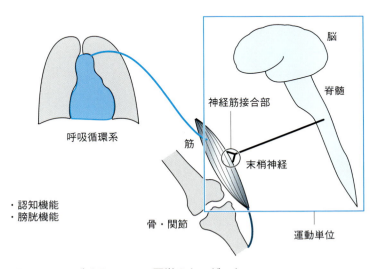

図1 ● リハビリテーション医学のターゲット
　リハビリテーション医学とは，原因のいかんにかかわらず，dysmobility（動きにくくなること）を対象とし，治療する医学

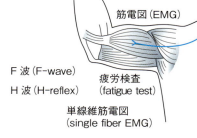
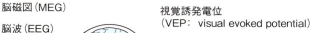

図2 ● 主な臨床神経生理学的検査

る．さらに脳磁図，脳機能イメージングであるポジトロン断層法（PET：positron emission tomography），核磁気共鳴機能画像法（fMRI：functional MRI），近赤外線光脳計測法（NIRS：near infra-red spectroscopy）などとも同時に記録することができ，さまざまな側面からの評価ができることになる（図2）．

本稿では，臨床神経生理学のリハビリ医学・医療での有用性について解説する．

1 リハビリテーション医学・医療

リハビリ医学・医療とは，患者の疾病およびそれによって生じた障害を治療・改善させるとともに，それに限りがあったとしても，さまざまな手段を講じて，生活を再建し，その質を高める医学・医療である．つまりリハビリとは，疾病を診断・治療するばかりでなく，それによって生じた

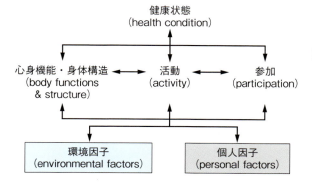

図3 ● ICF：生活機能分類

ICF（International Classification of Functioning, Disability and Health）は，人間の生活機能と障害に関して，アルファベットと数字を組み合わせた方式で分類するものであり，人間の生活機能と障害について「心身機能・身体構造」「活動」「参加」の3つの次元および「環境因子」などの影響を及ぼす因子で構成されている．

表1 リハビリテーション上の問題点リスト

機能障害		能力低下	社会的不利
1. 痛み（部位）	20. 褥瘡（部位）	1. 歩行障害	1. 家族関係
2. 拘縮（部位）	21. 呼吸障害	2. ADL障害（具体的項目）	2. 経済的問題
3. 筋力低下（部位）	22. 視覚障害	3. 運動負荷	3. 住居（改造など）
4. 片麻痺（右，左）	23. 聴覚障害	4. 自発性低下	4. 職業
5. 骨折（部位）	24. 意識障害	5. 行動異常	5. 通勤・通学
6. 対麻痺	25. けいれん発作	6. 義肢	6. 対人関係
7. 四肢麻痺	26. 発達遅滞	7. 装具	7. 教育
8. 巧緻障害	27. 肥満	8. 自助具	8. 退院準備
9. 麻痺（部位）	28. 膀胱障害	9. 障害の受容（適応）	9. 退院後のサポート
10. 痙直または痙縮（部位）	29. 直腸障害	10. その他	10. その他
11. 全身衰弱	30. 性機能障害		
12. 筋萎縮（部位）	31. 記憶障害		
13. 失語	32. 失認・失行		
14. 構音障害	33. 情動障害		
15. 不随意運動（部位）	34. 視空間認知障害		
16. 変形（部位）	35. 起立性低血圧		
17. 浮腫（部位）	36. 内科的問題		
18. 切断（部位）	37. 外科的問題		
19. 嚥下障害（部位）	38. その他		

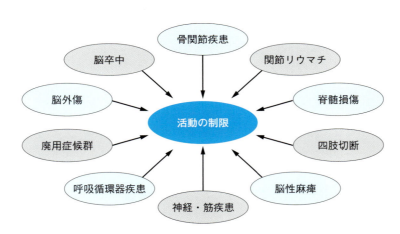

図4 ● リハビリテーション医学の対象とする主な疾患

　障害を機能，活動，参加それぞれレベルでの問題としても捉え（図3，表1），評価し，適切なリハビリ治療とともに，他の治療方法をも講じることである．そして疾病，それぞれのレベルの障害の評価ばかりではなく，それらを総合的に考え，目標を設定し，治療を進めていく．リハビリ医学が対象とする疾患は，上述したような疾患である（図4）．

　疾病そのものを直接的に治療する手段を講じるとともに，それによって生じた障害にも介入・アプローチすることがリハビリの真骨頂である．

a. 診察，評価

リハビリ医療のなかで，最も重要なものの1つが診察，評価である．十分に評価がされ，それによってリハビリ処方がなされ，さらに訓練が行われ，再び評価を行うことの繰り返しののちに，リハビリ医療は進んでいく．治療とともに変化する患者の状態を定期的に診察，評価し，処方や治療手段などを再検討し，場合によっては変更し，適切なものへとしていく．これによって効率的，効果的，つまりより短期間でのゴール達成が果たされ，家庭復帰，社会復帰が可能となる．

ほかの科の診療においても，診察および評価が行われているが，そのほかにたとえば生化学的検査などによって多くのデータが計測され，情報として得ることができる．計測するとは標準化されたものと比較して，その程度を決めるため，定量化することである．しかしながらリハビリ医療のなかで純粋に計測できるものは非常に限られており，診察することでの評価が必要となる．

診察は医療従事者が五感を用いて患者を調べることにより可能となる．診察の基本は視診，触診，聴診，打診などである．つまり話を十分に聞き問題があると思われるところは必ず，よく観察する，触ってみる，聴いてみる，手や器具でたたいて音を聴くことである．患者を診ずに，また触らずにはわからない，また気がつかないことがあってはならない．そして評価の目的は，患者・対象となる人を様々な視点から理解し，疾患の診断，問題点の把握，プログラムの立案，治療手段の成果や有効性，経過をモニターすることなどである．また他職種や他の医療機関などとの情報のやり取りに利用することや資料として保存，管理に用いることもその目的となるであろう．その視点とは，臨床上しばしば重要な問題が多く，その問題点を比較的容易に取り出しやすいように構成されたものが評価法である．しかしながら評価法にはそれぞれ限界がある．通常は半定量的なものとならざるを得ない．それゆえに，病態を客観的および定量的に評価するには，一般的な血液検査，生化学的検査，尿検査などが役立つ．しかしながらリハビリ医学・医療が対象とする dysmobility，つまり動きにくいということを呈する疾患，特に中枢神経系や末梢神経系の障害をもった疾患を診断・評価する場合が多く，それらの疾患の評価には臨床神経生理学的検査が大変役に立つ．

たとえば，脳卒中などでは，その障害，特に機能障害を客観的および定量的に評価するには，運動機能，感覚機能，認知機能などを客観的に評価する必要がある．電気刺激や磁気刺激による運動誘発電位，感覚機能を評価するための体性感覚誘発電位，認知機能を評価するための事象関連電位などの臨床神経生理学的検査を施行することがその客観的評価には役に立つ．

末梢神経障害・筋疾患では神経伝導検査や筋電図などは欠かせない検査である．それによって疾患の診断ができるとともに，その病態や重症度を評価できる．その所見，つまり病態によってはリハビリを慎重に進めなければならない．たとえば末梢神経障害，特にポリオ後症候群，ギランバレー症候群の患者が筋力増強訓練を過剰に行うと，逆に筋力が落ちてしまう場合がある．これは過用性筋力低下（overwork weakness）とよばれており，加えられた運動負荷に対しての過度の機能亢進のための代謝負担に耐えられず，末梢神経障害が進んでしまうことであり，その評価にも臨床神経生理学的検査を用いての客観的な評価は欠かせない．

b. 治療

一方，治療に関しても臨床神経生理学はリハビリ医療の役に立つことができる．つまり，生体からの電位などを信号情報として捉え，それをリハビリ治療に役立てることができるわけである．た

とえば筋肉の活動は，電極を筋腹上の皮膚に設置することで記録できる．記録できる波（電位）は，筋活動を示すわけである．たとえば筋力が非常に弱く，関節が動かないほど弱い場合，つまり徒手筋力テストで1レベル，つまり筋収縮が触ってやっとわかるレベルでも，筋電図は記録できる．その筋肉の活動を検出する手段としての筋電図は，活動の程度を患者自身に知らせる方法となる．波や音として情報を与え，患者自身がその状態をみることや聞くことができるようになる．これによって筋収縮が自分でわからないレベルでも，患者が自分の状態を理解しやすく，筋力低下の改善につなげられる．つまり，通常では感知できないような自分の状態を患者に知らせることが治療の一方法となる（図4）．

　一方，筋肉に力が入りすぎている疾患や状態もある．これには痙性斜頸や書痙などという病気があるが，この場合は「なかなか思うように緊張が取れない」「力が抜けない」という場合である．力の抜き方がわからない，どうやってリラックスすればよいかわからないということで，筋活動が過剰であることを知らせ，それを知ることが治療の一手段になる．筋活動をリアルタイムでみる，聞くことで，力を入れたり抜いたりしたときの変化がわかり，その違いがわかるようになる．さらに筋活動を思うようにコントロールできるように訓練する．これを重ねるうちに運動が可能となり，脳のなかに今までになかった新たな回路が形成されていくという可能性もでてくる．最終的にはフィードバックがなくても身体の状態を知って調整できるようになるだろう．

　これがバイオフィードバック（biofeedback）とよばれる治療方法で，普通は気づかない体の変化を測定し，それをフィードバックすることにより，からだの状態をよく知り，よりよい状態に調整することを目指す方法である．筋電図ばかりでなく，交感神経皮膚反応，皮膚温，呼吸，心電図，R-Rなどの心拍変動，最近では脳波などもバイオフィードバックに利用されている．バイオフィードバックは，客観的な指標で確認しながら，体を調整でき，リアルタイムで確認することで，からだの感覚と実際の状態とのギャップを埋め，正しい調整ができるようにする"ツール"あるいは手段である．

　以上のように，リハビリ医学と臨床神経生理学には，その対象とする疾患の診断，病態の評価，生体情報の治療への利用などの点で幅広く関連しているといえる．

2　臨床神経生理学の楽しみ方

　神経生理学とは，個々の神経細胞やその集団が示す生理学的な現象を手がかりに，脳や脊髄など神経系の働きを解析し理解しようとする研究分野である．認知科学がいわば脳をブラックボックスとして扱い，脳機能を理解しようと認知システムやモデルを研究の対象にしているのに対し，神経生理学では，運動，感覚，記憶，学習などを脳の解剖学的な構造や生理学的な機能をもとに，単一神経細胞のレベルや神経細胞の集団からなる神経回路網のレベルで解析し，理解しようとする学問である．

　一方，臨床神経生理学は脳から脊髄，末梢神経，筋に至る広い範囲の機能とその病態を，生理学的に研究する学問であり，人間の健康上の諸問題に直結した臨床的な分野と，脳・神経・筋の機能解明のための基礎的な分野が一体となって，ヒトの神経系を中心とする複雑なシステムの研究をする学問である．この"臨床"とはヒトを主たる対象とした学問であるという意味である．

リハビリ医学を支える基礎的学問領域のなかで，臨床神経生理学，つまり神経・筋疾患における生理学ほど診療に直結した分野はないと考えられる．

歴史的に考えると，神経症候について観察や診察だけによって，詳細に記述することにより学問体系として成立した時代があった．その後に個々の症候のメカニズムの解明，客観的・定量的評価法を開発し，学問的体系として肉付けをしたのが20世紀以降の臨床神経生理学である．

1920年代末に脳波や筋電図がヒトで初めて記録されて以来，各々の理論的側面と検査技術およびその臨床応用が急速に発展した．さらに1940年代から誘発電位，1960年代中ごろから事象関連電位，1960年代末から脳磁図，さらに1970年代後半からPET，1990年よりfMRI，さらにはNIRSなどの脳機能イメージングが出現して，今日これらの手法はすべてヒトを対象とした神経科学の研究および臨床に用いられるようになった．すなわち，これらを総括的に臨床神経生理学的手法として捉えられる時代になったのである（図2）．

特に近年の技術的進歩と神経科学の発展に伴って，中枢神経系および末梢神経系の機能検索法とそれによって得られる正常知見，および各疾患における病態生理の解釈が著しく進歩した．末梢神経における神経伝導については，チャネルの機能とその障害に関する電気生理学的検査法が開発され，末梢神経障害の病態生理の理解がより深いものとなった．中枢神経系に関する最近の技術的進歩については，事象または課題に伴った律動性（リズム性）脳波活動パワーの変動（事象関連脱同期化または同期化），脳磁図の臨床応用，磁気刺激法，特に反復磁気刺激法の開発，経頭蓋直流電気刺激，視床や基底核などの深部構造からの神経活動の記録と深部脳刺激による精神・神経疾患の治療，BMI（Brain-Machine Interface），デジタル脳波計の発達と普及，脳波自動判読法の進歩などがあげられる．また従来の臨床神経生理学的手法と脳機能イメージングとの組み合わせも大きな研究方法である．

一方，脳科学に関連した理論的進歩としては，運動抑制系（inhibitory motor system），脳領域間機能連関（functional connectivity）および可塑性（plasticity）の生理学的意義とその臨床応用が注目されている．これらはまさにリハビリ医学・医療と密接な関連があるといえるところであろう．中枢神経系での神経-神経の結合や情報伝達を解明することによって，その機能的な役割を知ることができる．さらには，リハビリ治療によって，それらの経過を追うことで，リハビリ治療の効果の基礎的なメカニズムを知ることができる．臨床神経生理学は，筋・末梢神経，脊髄機能，脳機能それぞれの検索ばかりでなく，中枢神経系と末梢神経系それらを統合的に取り扱い，神経機能を総括的に検索するということができる学問である．

a. 筋電図と脳波

以上のなかから，筋電図と脳波を例にとり，少し解説したい．筋電図（electromyogram：EMG）とは，神経筋疾患の補助診断法の1つである．針電極を筋に刺入し，安静時と随意収縮時の運動単位の活動を記録する針筋電図検査と，表面に電極を対にして貼り，筋活動全体を記録する表面筋電図検査に分けられる．針筋電図の記録では，運動単位が興奮するとその活動電位は，その運動神経が支配する筋線維すべてをほぼ同時に興奮させる．同期して発生した筋線維活動電位を重ね合わせたものが運動単位電位であり，これを記録するのが針筋電図である．ごく弱い随意収縮ではまずは同じ運動単位が繰り返し発射し，収縮を強めるとその発射頻度は増加し，別の運動単位が参加し

てくる．活動に参加する運動単位が増加する現象を動員（recruitment，リクルートメント）という．収縮のはじめの段階では興奮閾値が小さい小型のニューロンが発射し，収縮力が増強するに従い大型のニューロンも動員される．弛緩する場合は閾値の高い大きな運動単位から順に活動を停止していく．これをサイズの原理という．

　表面筋電図は表面電極で筋活動を記録するものであり，複数の筋肉の活動を同時に記録することができるのが特徴である．それゆえに，ヒトの動き，例えば上肢，体幹や下肢の動き，歩行などでの筋活動が分析できる．関節の動きを記録する角度計，三次元動作解析装置や床反力計などとともに解析すれば，歩行分析等が可能となる．また上肢や体幹にマーカーを置き，三次元動作分析とともに筋電図を記録すれば，上肢や体幹運動の詳細な解析が可能となる．また正常運動の分析ばかりでなく，病的な状態での運動の解析や歩行障害の解析などができる．さらには不随意運動（振戦など）の補助診断としてよく用いられる．また不随意運動の分布に合わせて関連する筋肉の同時記録，加速度計や脳波などとともに同時に記録することにより詳細な分析も可能となる．

　脳波（electroencephalogram：EEG）は，ヒト・動物の脳から生じる電気活動を，頭皮上，脳の表面，脳深部などに置いた電極で記録したものである．脳はその活動に伴って常に微弱な電気的活動を出し続けており，それは頭の表皮上におけるわずかな電位差（電流は電位の高いほうから低いほうへ流れる）となって表れる．その電気的な変動を頭部に付けた電極でとらえ，増幅し，波形として記録するのが脳波である．脳波を測定，記録する装置を脳波計（electroencephalograph：EEG）とよび，それを用いた脳波検査（electroencephalography：EEG）は，医療での臨床検査として，また医学，生理学，心理学，工学領域での研究方法として用いられる．個々の神経細胞の発火を観察する単一細胞電極からの記録とは異なり，電極近傍あるいは遠隔部の神経細胞集団の電気活動の総和を観察する．それゆえに多くの神経細胞の活動を広く観察する手段である．近年では，神経細胞の電気活動に伴って生じる磁場を観察する脳磁図（magnetoencephalogram：MEG）がある．

　脳波はてんかん，脳動脈硬化症，脳血管障害，脳腫瘍，意識障害，睡眠などの検査に用いられる．脳波は大脳皮質のたくさんのニューロンにある，さらに膨大な数のシナプス結合での電位（シ

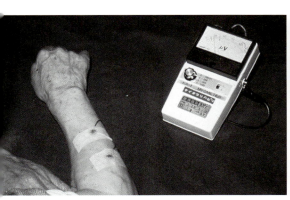 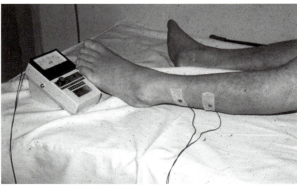

図5● 筋電図バイオフィードバック
筋活動を電極で導出し，これを音とメーターの振れに置き換えて患者に知らしめる手段として，筋電図バイオフィードバックがある．これによって，運動の認識を強化することができる．

ナプス後電位）の集合と考えられている．したがって，その空間的および時間的分散性のために一定の形状の波形にはならないのが常である．大脳皮質の活性度が低下したときにはある程度の同期性がみられ，その代表的な状態が睡眠時の脳波である．一方，覚醒時においては，安静閉眼時にある程度同期性の高くなった波形であるα波（アルファ波）がみられる．開眼することによって視覚情報を処理したり，暗算をしたときなど何かを考えるなど精神的な負荷がかかる場合，緊張すると，分散性が高くなる結果，同期性が低くなり，α波の振幅が減少し，ときには消滅する．

　以上のように，脳波や筋電図，さらには誘発電位，事象関連電位，脳磁図，磁気刺激，PETやfMRIなどの脳機能イメージングと診断，評価の方法が発展し，一方電気刺激，磁気刺激などは治療手段としても用いられ，脳波や筋電図もバイオフィードバックとして用いられている（図5）．

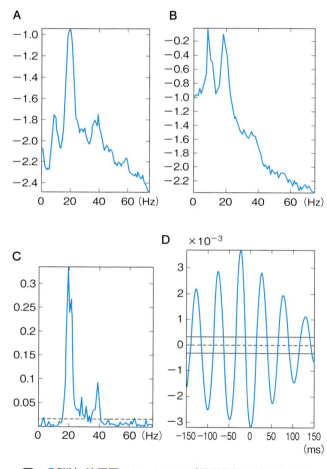

図 6 ● 脳波-筋電図コヒーレンス（前脛骨筋の持続収縮中）
　A：筋電図のパワースペクトラム
　B：脳波のパワースペクトラム
　C：脳波-筋電図コヒーレンス
　D：相互相関解析

b. 脳波と筋電図は関係している？

　脳波と筋電図から生まれた臨床神経生理学であるが，最近中枢神経系で観察されている律動性活動や同期的発射が脳機能の重要な役割を果たしていると推測されている．またその律動性活動の周波数そのものがそれぞれ何らかの意味ある情報を伝達している可能性がある．脳の各領域間や半球間での同期化が運動調節，運動学習や認知などの機能に関与していると考えられている．脳波と筋電図は，生理検査として対をなすものとして行われてきたが，両者の間には，体性感覚誘発電位など，末梢神経や皮膚などを電気刺激し，脳波を加算平均することで得られるものや，磁気装置によって大脳運動野を刺激することによって，筋肉から運動誘発電位の記録が可能となっている．そのなかで脳波-筋電図コヒーレンスは，脳波そのものと筋電図そのものの関連を探る新しい解析方法であり，注目を集めている（図6）．

　サルやヒトにおいて，感覚運動皮質内の律動的な，同期的活動の機能的な役割が研究されてきている．このような律動性は，皮質活動を広く記録する手段によって観察されている．ヒトでは，脳波などでその律動性が観察されている．その特徴としては，その主なる周波数帯が15〜30Hzのβ帯であり，多数の皮質運動ニューロンの同期発射から発生するものと考えられている．これらの同期的な発射は，運動野からの指令として筋活動に影響を与えていると推測され，その解析としてコヒーレンスが生まれてきた（図6）．

　健常人での脳波-筋電図コヒーレンスは，頭皮上分布としては，筋活動を記録した筋と反対側の一次感覚運動野周辺の脳波と最大値を示す．脳磁図による研究では，一次運動野にコヒーレンスの発生源が運動野にあると報告されている．それゆえこの新しい解析方法は，運動野から筋肉への信号の一解析方法として興味深い．脳波-筋電図コヒーレンスは，大脳一次運動野と脊髄前角運動神経との関連をみるものであるので，特異的な関連を非侵襲的に計測できることから，運動障害，不随意運動を示す疾患の病態生理の解明に応用されている．

　脳波-筋電図コヒーレンスは，定量的に脳と筋肉の活動の律動性を測ることができ，運動調節について研究する一方法である．コヒーレンスは皮質からのコントロールを反映するものであり，正常な運動調節にその律動性が果たす役割を今後解明することが必要であると考えられる．運動調節ばかりでなく，ほかの神経機構にこのような律動性が果たす役割を解明する手段にもなるだろう．さらには，運動障害，不随意運動などの発生に，どのように各領域が関与しているのかを探る方法であると考えられる．

おわりに

　リハビリ医学において，臨床神経生理学は切っても切れない分野であり，とても面白い分野である．まず電極を設置して，記録してみよう．それは何を記録しているのか？　何を意味しているか？

　臨床神経生理学は，患者の病態生理，治療手段の客観的評価に有用であり，簡便である．また生体の信号を治療手段に用いることも可能である．リハビリ医学・医療の分野でさらに用いられることが望まれる．

　"ヒトは動きにくくなる"，それによってリハビリ治療が必要となる．リハビリをスムーズに進めていくために，"どうして動きにくいのか？"疾患の原因を診断し，"どの程度動きにくいのか？"

その程度を客観的に評価し，リハビリ医療による治療およびその効果を明確に示したい，また生体信号をリハビリ治療の手段として用いたいなど，臨床神経生理学はこれらの場面で，とても助けとなり，とても"役に立つ"ものとなる．まずは記録してみよう．

■ 文献

1) 正門由久, 編. リハビリテーション評価ポケットマニュアル. 東京: 医歯薬出版; 2011.
2) 正門由久. 診察のポイント. Medical Rehabilitation. 2013; 163(増刊): 4-8.
3) 正門由久. リハビリテーション医療と臨床検査のかかわり. Medical Technology. 2013; 41: 484-9.
4) 正門由久. 第5章診断・解析法の進歩　4. 脳波-筋電図コヒーレンス. In: 上月雅博, 他編. 先端医療シリーズ40　リハ医とコメディカルのための最新リハビリテーション医学. 東京: 先端医療技術研究所; 2010. p.101-5.
5) 柳沢信夫, 柴崎　浩. 臨床神経生理学. 東京: 医学書院; 2008.

〈正門由久〉

II. 神経生理各論　1. 筋電図

筋電図とは何か

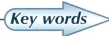

皮質脊髄路，骨格筋，筋線維，針筋電図，表面筋電図

　人間の体は約 200 個の骨からなる骨格を土台として，約 600 個の筋肉によって構成されている．筋肉は歩く，物を持ち上げるなどの動作だけではなく，心臓をはじめとした内臓の運動を担っている．筋肉はその模様の見た目から，横縞の模様が見える横紋筋（縞の幅はマイクロメートル単位であるため肉眼では見られない）と，縞のない平滑筋に大別される．横紋筋はさらに骨を動かす骨格筋と心臓を動かす心筋に分けられ，平滑筋は内臓の運動をつかさどる．また，骨格筋は運動神経に支配された随意筋であり，心筋と平滑筋は自律神経に支配された不随意筋である（図 1）．

　筋電図（electromyogram：EMG）とは，筋肉の活動を電気的な側面からみたものであるが，心筋の電気的な活動は心電図とよばれる．本章では主に骨格筋の EMG について解説する．

1　脳から筋への運動指令（錐体路）

　自分の意思で体を動かす能動的な運動は，脳の運動指令により筋肉が伸びたり縮んだりすることにより行われる．錐体路とは，脳からの運動指令を脳幹や脊髄に伝える神経伝導路のことであり，

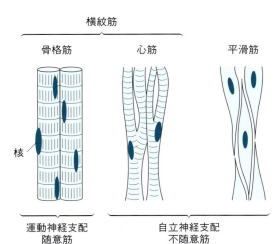

図 1 ● 筋の種類
筋は骨格筋，心筋，平滑筋に分類される．骨格筋は運動神経支配の随意筋であるため自分の意思で動かすことができ，心筋と平滑筋は自律神経支配の不随意筋であるため自分の意思で動かすことはできない．

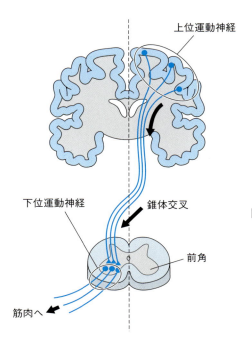

図2 ●皮質脊髄路
運動野をはじめとした運動関連領野から発した上位運動神経の多くは，脳幹で反対側へ移動し脊髄を下行する．脊髄の前角で骨格筋を支配している下位運動神経に運動指令を伝える．実際の運動指令には様々な経路があり，この経路以外に反対側へ交叉しない皮質脊髄路をはじめ，赤核脊髄路，網様体脊髄路，前庭脊髄路，視蓋脊髄路といった下行経路が知られている．

　一般に，運動を担う領域である大脳皮質の一次運動野，補足運動野，運動前野から脊髄の前角とよばれる領域まで下行する皮質脊髄路とよばれる伝導路のことを指す（図2）．広義には大脳皮質から延髄までの伝導路である皮質延髄路を含むこともある．
　皮質脊髄路の神経線維（上位運動神経）は大脳皮質から発し，放線冠，内包を経て脳幹（間脳，中脳，橋，延髄）へ至り，大脳皮質の左右と反対側へ交叉（錐体交叉）した後，脊髄を下行する．皮質脊髄路の神経線維の多くはここで，ニューロン同士の連絡をする介在ニューロンを介し，骨格筋を支配している脊髄前角細胞（下位運動神経）に接合する．

2　α運動神経から骨格筋へ

　骨格筋は一般に，1つまたは複数の関節をまたぐように骨に付着し，筋を収縮させることで関節を動かしている．図3は上腕二頭筋の例であり，この筋の収縮により肘関節が屈曲される．骨格筋は筋膜に覆われており，その断面には，筋原線維で構成された筋細胞（筋線維）の束である筋線維束を見ることができる．一般に1つの細胞は1つの核をもつが，骨格筋の筋細胞は多数の核をもつ．
　骨格筋への運動指令は，下位運動神経[*1]であるα（アルファ）運動神経により伝えられる．各骨格筋細胞は1本のα運動神経に支配されており，α運動神経は複数の骨格筋細胞を支配しているため，1本のα運動神経が活動することで複数の骨格筋細胞が同時に収縮する（図4）．1本のα運

[*1] 下位運動神経にはα運動神経の他にγ運動神経が知られており，γ運動神経は筋紡錘の錘内筋線維に接合している．

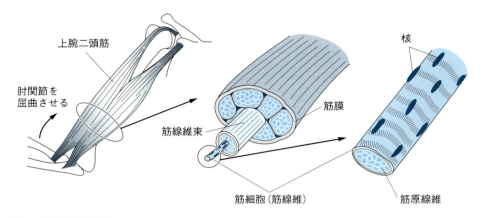

図3 ● 骨格筋の構造
左図は上腕二頭筋，中央図は筋肉の断面を示し，右図は筋細胞（筋線維）を拡大したものを示す．

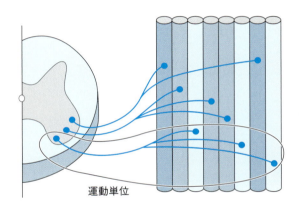

図4 ● 運動単位の模式図
3本のα運動神経により筋細胞が支配されている様子を示す．1本のα運動神経に属する筋線維（運動単位）は，他の運動単位に属する筋線維と互いに入り混じって配列されているが，1つの筋線維が複数のα運動神経によって支配されることはない．

動神経とこれに支配されている骨格筋細胞群を合わせて運動単位とよぶ．

3　骨格筋で生じる活動電位

　神経細胞（ニューロン）同士の連絡は活動電位（アクション・ポテンシャル）という電気活動を伝えることで行われており，その接合部はシナプスとよばれている．α運動神経と骨格筋細胞の接合部は，シナプスと同様の機構であるが，神経筋接合部とよばれている．ニューロン同士のシナプス，または神経筋接合部では神経同士（神経筋接合部では神経と筋肉）が直接繋がっているわけではなく，20〜50ナノメートル[*2]のわずかな隙間（シナプス間隙）が空いている．
　図5に示すように，α運動神経の末端に活動電位が到達すると，その末端からシナプス間隙にアセチルコリンという神経伝達物質が放出される．シナプス間隙や細胞内には陽イオンや陰イオン

[*2] ミリメートルはメートルの1/1000，マイクロメートルはミリメートルの1/1000，ナノメートルはマイクロメートルの1/1000．

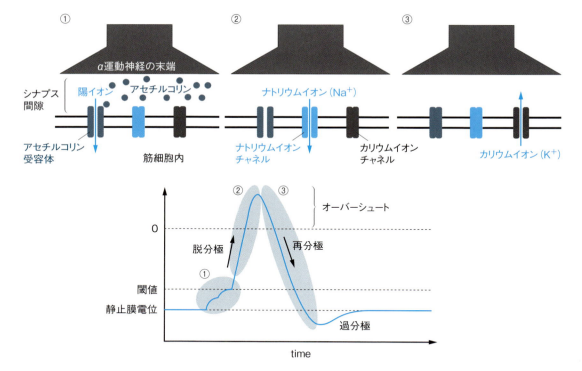

図5 ● 活動電位の仕組み
α運動神経の末端と筋細胞との神経筋接合部の模式図．まず，①ニューロンの末端から放出されたアセチルコリンにより，アセチルコリン受容体のイオンチャネルが開き，陽イオンが細胞内に流入する．次に，②ナトリウムイオンチャネルが開くことでNa^+の流入が生じ，最後に，③カリウムイオンチャネルが開くことによるK^+の流出により，元の静止膜電位へ戻る．静止膜電位としてマイナス数十mVに保たれていた状態を"分極"とよび，0 mVの方へ（プラスへ）変化することを"脱分極"，0 mVよりも高い状態を"オーバーシュート"，再び分極の状態へ戻ることを"再分極"，一度静止膜電位よりもさらに分極した状態へ（よりマイナスへ）一過性に変化することを"過分極"とよぶ．

が多数存在しており，細胞の内側は外側よりも−90〜−60 mVになるように保たれている（静止膜電位[*3]）が，アセチルコリンを感知することでイオンを通す機能（イオンチャネル）をもつアセチルコリン受容体がアセチルコリンと結合することで細胞外の陽イオンが細胞内に流入し，マイナスに保たれていた電位がプラスへ変化する．この上昇があるレベル（閾値）に達すると，Na^+（ナトリウムイオン）を通すイオンチャネルが開いて陽イオンであるNa^+の流入が始まり，電位の上昇は加速して+30〜+50 mVに到る．上昇した電位は，陽イオンであるK^+（カリウムイオン）

[*3] 細胞の内側ではK^+の濃度が外側に比べて高い（Na^+の濃度は外側の方が高い）．細胞膜ではK^+の透過性が他のイオンよりも高いため，K^+は濃度の低い外側へ移動しようとする．一方，他のイオンも含めると細胞外の方が高い電位にあるため，陽イオンであるK^+を内側へ移動させようとする．これらの力（濃度勾配による外向き・電位勾配による内向きの力）が釣り合って定常になっている状態（平衡）における細胞内外の電位差を静止膜電位とよぶ．

[*4] 図5では活動電位の基本的な仕組みを主要な陽イオンの移動で解説したが，実際には様々なイオンチャネルが存在しており，同じK^+を通すチャネルだけでも，電位依存性カリウムイオンチャネル・内向き整流性カリウムイオンチャネル・カルシウム活性化カリウムイオンチャネルなどの種類がある．

を通すイオンチャネルの働きによってK⁺が細胞内から細胞外へ放出され，元の静止膜電位へ戻る．この急激な細胞膜の電位変化（1〜2ミリ秒）を活動電位[*4]とよび，神経発火，スパイクなどともよばれる．

神経細胞で生じた活動電位は，軸索とよばれる神経突起を通り，上位運動神経から下位運動神経へというように次の細胞へ伝えられる．下位運動神経から筋細胞へ伝わった活動電位は筋細胞を収縮させる．この，筋細胞の膜に発生した活動電位を記録したものがEMGである．

4　針筋電図

針筋電図は，針状の電極を筋肉へ刺入し，筋細胞の近くで電気活動を記録する（図6）．前述のように，1つのα運動神経は複数の筋細胞を支配し，それらの筋細胞はほぼ同時に活動電位を発生させる．この同期して発生した筋細胞の活動電位が加重されたものを運動単位電位（motor unit action potential：MUAP）とよび，このMUAPが針筋電図により記録される．MUAPの大きさは支配している筋細胞の数に依存することが知られており，下肢の筋などでは1つのα運動神経が支配する筋細胞が多いためMUAPが大きく，手指などの細かい動きを担う筋では支配する筋細胞が少ないため小さい．

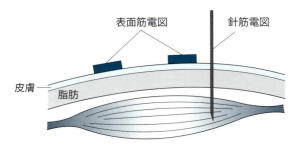

図6 ●針筋電図と表面筋電図
いずれも，その名の通り，針筋電図は筋肉へ刺入した針電極を用い，表面筋電図は皮膚の表面に貼り付けた電極を用いて筋の電気活動を記録する．

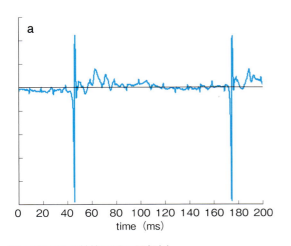
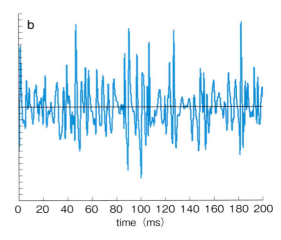

図7 ●実際の針筋電図の記録例
前脛骨筋に針電極を刺入し，つま先を背屈させる方向へ力をかけたときの結果．aはわずかな力の場合で，単一のα運動神経の活動が観測されており，bは強い力の場合で，複数のα運動神経の活動が重なり合って観測されている．

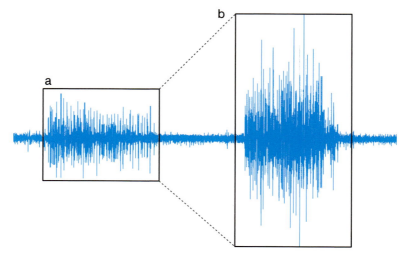

図8 ● 実際の表面筋電図の記録例
大腿四頭筋において記録したEMG. 弱い力（a）と強い力（b）では振幅の振れ幅に違いがみられる.

単一のα運動神経が活動した場合，図7aのような波形を観測することができる．強い力を発生させる場合，MUAPの出現間隔が短くなり，また針筋電図の近傍にある複数のα運動神経の活動が記録されるため，結果的に図7bのようにMUAPが重なり合った波形が観測される．

5 表面筋電図

表面筋電図は，皮膚の表面に貼付した電極から筋の電気活動を記録する（図6）．電極の形状は円盤状のものや皮膚との接着面がゲルになっているものなどがあり，電極の大きさも様々である．皮膚の表面から計測されるため，単一の運動単位の活動ではなく，筋全体の活動，つまり，非常に多くの運動単位の活動が複合されたものが記録される．また，筋細胞と電極との間には皮膚や脂肪などの層があるため，各筋細胞のMUAPは振幅が減衰したり，なまったりし（鈍る：高周波成分が減衰する），かつ，多くのMUAPが重なり合った状態で観測される．図8に記録例を示す．

6 誘発筋電図

これまでは自分の意思で筋肉を動かす場合のEMGについて解説したが，電気刺激などで神経を刺激することで筋の活動を促すことも可能である．末梢の神経を電気刺激[*5]した際に誘発される筋の電気活動を表面筋電図で記録したものを誘発筋電図とよぶ（図9）．

末梢神経を刺激したとき，α運動神経より筋へ伝わり活動電位が生じる．この記録された電位変

[*5] 大脳の運動野を，経頭蓋磁気刺激（transcranial magnetic stimulation: TMS）などにより刺激することで活動させ，筋活動を促すことも可能である．この場合に誘発された筋の電気活動はMEP（motor evoked potential）とよばれ，表面筋電図で記録される．

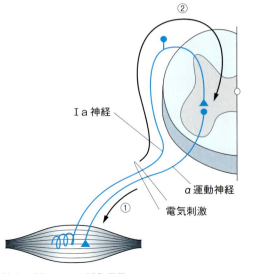

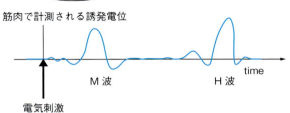

図9● M波・H波の機序
末梢神経を電気刺激すると，まず，①α運動神経の神経を通った活動電位により筋にM波が発生する．次に，②脊髄内におけるIa神経を介したα運動神経活動により，遅れてH波が発生する．

化のことをM波とよぶ．末梢の神経には，筋へ情報を伝える神経（遠心性神経）の他に，筋から中枢の方向へ向かう神経（求心性神経）も存在する．電気刺激はIa神経という求心性神経により脊髄にも向かい，そこでα運動神経を活動させ，M波より遅れた筋の電気活動を生じさせる．この遅れて生じた電位変化のことをH波とよぶ．M波・H波の振幅やそれらの比を評価することで末梢神経や脊髄の障害をきたす疾患の診断を行うことができる．

〈武田湖太郎　植村　修〉

II. 神経生理各論　1. 筋電図

B 筋電図の使い方

Key words

表面筋電図（SEMG），動作筋電図，フィルタ処理，定量化

　筋電図には大きく分けて，表面筋電図（surface EMG: SEMG）と針筋電図（needle EMG, intramuscular EMG）がある．本稿では，リハビリテーションの臨床で用いられる機会の多い表面筋電図に絞って筋電図の使い方を概説する．学会発表や論文投稿に際しては，国際学会の定める基準[1]を参照することを勧める．

1　計測方法

a. 電極を貼る（電極の種類と貼付方法）

　手近に筋電図計測装置（筋電計）がある場合には，まず電極を計測したい筋の筋腹に貼付する．はじめに，手に取った電極はどのようなものだろうか．電極の種類を確認してみよう．表面筋電図の計測に用いられる電極は，受動電極（passive electrode）か能動電極（active electrode）に二分される（図1）．受動電極は，金属円板とそこからの信号を筋電計の回路に送るコードから構成さ

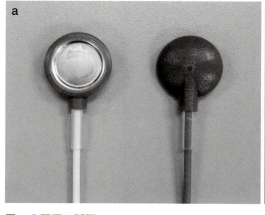
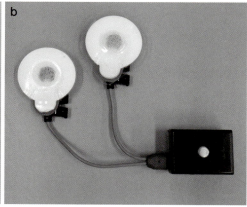

図1●電極の種類
　a：受動電極．一般的に皿電極とよばれるもの
　b：能動電極．ディスポーザブル電極とともに使用するタイプ

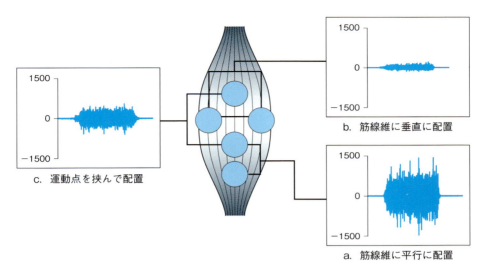

図2● 筋線維に対する電極の配置
同一の負荷に対して記録された筋電図波形で比較．波形の縦軸の単位は「μV」

れる．それに対し能動電極には電極とともにフィルタやアンプが内蔵されており，皮膚表面の近傍で筋電図信号を他の信号からある程度取り出し増幅することのできる電極である．受動電極の方が安価であるが，皮膚と電極の間の抵抗（皮膚インピーダンス）を下げなくてはならず，体毛処理に加え皮膚前処理剤による皮膚角質除去が必要である．能動電極では計測前の皮膚処理も少なくペースト塗布も不要，モーションアーチファクトをはじめとしたノイズ（後述）混入が少ないため計測全体が簡易となる．一方で能動電極一般の欠点として，電極間距離が一定，もしくはディスポーサブル電極を使用した能動電極（図1b）では電極間距離が大きくなり他の筋からの筋電図が混入しやすいことがあげられる．以上の利点と欠点をふまえ，動作や運動中の筋電図（動作筋電図）の計測を行う場合には，可能であるなら能動電極を使用した方がよいだろう．

次に，同じ筋の筋腹上の皮膚表面に電極を貼付しても，電極配置によって得られる信号は異なる（図2）．筋電図を正しく計測するためには，電極を筋線維に平行に配置する必要がある（図2a）．なぜなら筋電図とは，神経活動電位が筋線維を伝搬する電位を計測したものだからである．したがって電極を筋線維方向に対して垂直に配置すると，この電位を正確に計測できず振幅が小さくなる（図2b）．また運動点（motor point: MP）を挟むように配置してしまうと，運動点付近に多く分布する神経筋接合部から筋の近位，遠位方向に伝搬する活動電位を打ち消すように計測してしまい，やはり計測される電位が小さくなる（図2c）．アース[*1]電極を設置せずに計測を行うと周囲のあらゆる電気信号が電極に入り込んでしまい，筋電図信号の計測が難しくなる．

筋線維の方向や運動点の位置を考慮した電極貼付位置は SENIAM プロジェクトのWebページ[2]や成書[3,4]で紹介されている．計測筋を決定したら，これらの資料を参考に電極貼付位置を決定するとよい．

[*1] アース：接地，グランドとも呼ばれ，基準となる電位点に接続すること．本来は基準として大地を使用するために，こうした名称となっている．

b. 計測する

　計測筋を決定し筋ごとに適切な位置に電極を貼付したら，いよいよ計測の開始である．ここで"電極はアンテナである"ということに留意し，筋電図へのノイズ[*2]混入に注意したい（図3）．電極は導電性の物質で作られており，あらゆる電気信号を拾ってしまう．つまり筋電図信号のみを計測するようには設計されていないのである．能動電極であれば，ノイズを軽減し筋電図信号を拾いやすいように設計されているが，その性能にも限界がありノイズを少しでも減らす努力や工夫は欠かせない．以下に，筋電図信号に混入しやすい代表的なノイズと，その軽減方法をあげる．

①ハムノイズ（商用電源ノイズ）：筋電計あるいはその記録装置（コンピュータ含む）の電源をとっているコンセントや部屋の照明などのあらゆる電気機器から発せられるノイズ．商用電源の周波数（50または60 Hz）がハムノイズの周波数となる．筋電計および記録装置などのアースを確実に接続する必要がある．

②心電図（electrocardiogram：ECG）ノイズ：心臓の電位（心電位）からのノイズで，1秒前後に1回の規則的な波形が認められる．アース電極の適切な設置が混入を軽減する．

③モーションアーチファクト（体動ノイズ）：体動に伴う皮膚の動きや振動，電極に接続するコードの揺れによるノイズ．基線（波形の中心，通常は0V）の揺れとなって認められることが多い．電極を皮膚にしっかりと貼付すること，コードを垂らさず身体に固定することで軽減を図る．

④クロストーク（計測筋以外の筋電図）：計測筋の近傍の筋の収縮による筋電図の混入．電極間距離が大きい場合に混入しやすい．

　次に，筋電図の計測を特に動作筋電図として行う場合，筋電図の信号だけでは筋電図計測期間全体の大まかな筋活動状態しか把握することができない．動作の開始や終了，運動の変化といったタイミングを筋電図から明らかにすることはできないのである．そこで必要となるのが動作計測との

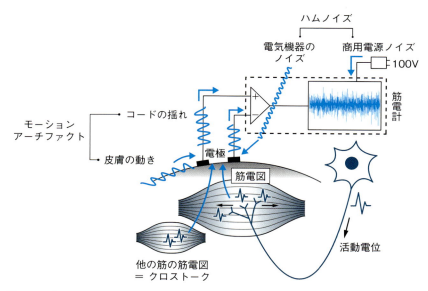

図3 ●電極はアンテナである

[*2] ノイズ：計測で得たい信号以外の不要な「雑音」信号．

同時計測とその同期（複数の信号計測を時間的に一致させること）である．動作計測の方法には，ビデオカメラ，3次元動作解析システム，電気角度計や床反力計などの計測機器などの使用があげられる．どのような方法を用いるかは計測の目的や使用可能な機器によるが，筋電図計測との同期方法には大きく分けて次の3つの方法がある．

① 計測開始時刻を一致させる（同時に計測を開始する）：単一のスイッチで計測を開始する
② 信号をまとめて取り込む：上記の方法と合わせて行われることが多いが，単一の記録機器に筋電図信号と動作計測信号を同時に取り込む
③ 目印となる信号を同時に入力する：個々の計測信号は別々に記録されるが，計測後に時間を一致させるための信号（トリガー信号やフラグ信号とよばれる）を単一のスイッチから分岐して入力する．電気信号（矩形波やパルス波）を用いたり，これとライトの点灯を合わせて用いたり（ビデオカメラの使用時など）する．

そして信号を計測する際には，サンプリング周波数を決定しなくてはならない．サンプリング周波数とは，1秒間あたりに信号を数値として記録する回数である〔単位は「Hz（ヘルツ）」〕[*3]．サンプリング周波数 10 Hz というと，1秒間に 10 回信号を記録することを意味する．サンプリング周波数は，計測する信号の特性を考慮して決定する．表面筋電図の計測では，サンプリング周波数を 1000 Hz（1 kHz）または 2000 Hz（2 kHz）とするのが一般的である．サンプリング周波数はサンプリング定理に基づいて決定する．サンプリング定理とは，「サンプリング周波数は連続信号の持つ周波数上限の2倍以上でなければならない」というものである．表面筋電図の信号周波数帯域は最小から最大で 5～500 Hz にあるとされ，この帯域の上限周波数（500 Hz）の2倍の周波数が 1000 Hz となり，サンプリング周波数も 1000 Hz 以上の設定になるのである．一方で，サンプリング周波数を大きくし過ぎると計測で得られるデータが膨大となってしまい，計測後の処理や解析に難渋することがある．

C. 処理する

計測された筋電図信号が一見「筋電図」らしいものであっても，その信号には前項にあげたようなノイズが多少なりとも混入した状態である．計測されたままの「生データ（raw data，生波形）」から必要な信号を取り出すものをフィルタ（filter，濾過器）という．信号の処理に用いられるフィルタには以下の4種類がある．

① ローパスフィルタ（低域通過フィルタ，low pass filter：LPF）：指定した周波数より周波数の低い信号を通過させる（残す）フィルタ．
② ハイパスフィルタ（高域通過フィルタ，high pass filter：HPF）：指定した周波数より周波数の高い信号を通過させる（残す）フィルタ．
③ バンドパスフィルタ（帯域通過フィルタ，band pass filter：BPF）：指定した周波数の間の周波数の信号のみ通過させる（残す）フィルタ．
④ ノッチフィルタ（帯域除去フィルタ，notch filter）：指定した周波数の信号のみ除去するフィル

[*3] 周波数：周波数とは本来，振動する電気信号または音波などの波動が1秒間に向きを変える度数，頻度を指す用語であるが，ここでは信号計測の周波数に絞って説明した．同様に周波数の単位（ヘルツ，Hz）は振動数の単位としても用いられる．

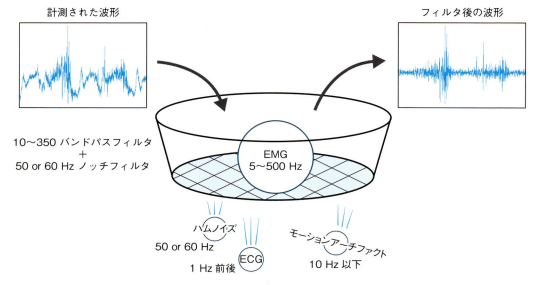

図4 ● フィルタ処理

タ．

　表面筋電図のフィルタ処理では，通過帯域設定 10 〜 350 Hz のバンドパスフィルタと除去周波数 50 または 60 Hz のノッチフィルタを使用する（図4）．表面筋電図の信号帯域が最小から最大で 5 〜 500 Hz とされ，この帯域の信号を残し，より周波数の低いモーションアーチファクトや心電図ノイズを取り除くためにバンドパスフィルタを用いる．またノッチフィルタは，50 または 60 Hz のハムノイズを取り除くために用いる（除去周波数は地域の商用電源周波数により決定）．

2　解析方法

a．波形をみる

　計測された筋電図からは筋活動の様子を推定することができる（図5a）．

　まず波形全体の振幅や形状から，筋活動の大きさとその推移（持続時間），開始と終了のタイミングを考えることができる．このとき，筋活動開始前の安静時筋電図波形の振幅が比較的大きかったり，動作や運動に伴って基線が揺れたりしている場合には，電極やコードの固定方法，フィルタ処理の実行などこれまでの計測および処理手順を確認しよう．

b．数値化（定量化，quantification）する

　波形を観察して得られた情報，すなわち定性的な情報を数値化，定量化する方法を紹介する．

　まず筋活動の大きさは，筋電図波形の振幅を二乗平均平方根（root-mean-square：RMS）や積分値といった平均値にすることで数値として得られる．波形1つ1つの振幅はサンプリング周波数などで異なってしまい，意味をもたない．

　RMS とは，ある計測時間内で得られた信号を二乗した値を足し合わせ，これを信号の数で割り，

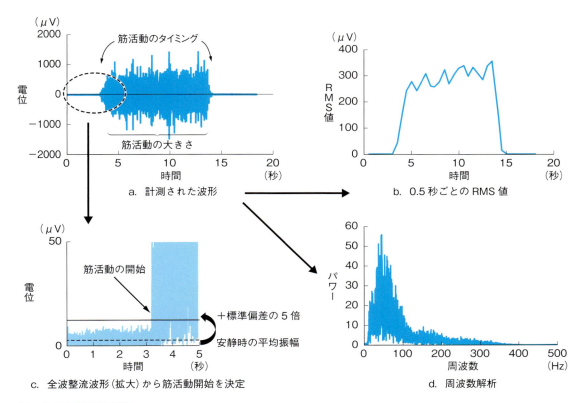

図5 ● 筋電波形の解析

最後にこの値の平方根をとるものである．RMSでは筋電図の整流化の必要はなく，RMS数値を求める時間幅の影響を受けないため，筋電図波形の数値化で一般的に用いられる．図5bのように一定時間ごとのRMS値を求めて筋活動の様子を把握したり，動作中の期間を区切って各期間のRMS値を求めて他の期間と比較したりすることができる．

一方，積分値は得られた信号の＋，－の符号を外し絶対値にし（これを全波整流という），これを一定時間内で足し合わせこれに時間幅を掛け合わせることで得られる．整流化した波形と基線とで囲まれる部分の面積を求めることに相当する．単位は電圧×時間（V*秒）となり，積分値を求める時間を長くするほど値は大きくなる．したがって求めた積分値を積分時間で割り，単位を電圧（V）とすることもある．論文などで積分筋電図（integrated EMG：iEMGまたはIEMG）と表現される．

以上の数値化に加え，筋電図から筋活動量の比較を同一被験者内での別条件や別被験筋，あるいは被験者間で行うためには，筋電図波形振幅の正規化（normalization）が必要となる．これは，皮下脂肪の厚さ，電極-皮膚間インピーダンス，電極間距離などの差異による影響を軽減するための方法である．正規化は，計測された筋電図の振幅を上記のRMSなどで平均値化し，これを基準となる筋電図の平均値で割ることで実施する．基準となる筋電図には，最大随意正等尺性収縮（maxim voluntary isometric contraction：MVIC）中や安静時のものを用いることが多い．

筋活動の開始や終了といったタイミングの数値化は，安静状態の筋電図の平均値と標準偏差を求

め，平均値（mean）に標準偏差（standard deviation：SD）の 3 ～ 5 倍を加えた値（mean ＋ 3 ～ 5＊SD）を通過した時点，あるいは一定時間以上超えた時点から得られる（図 5c）．

c．波形の特徴を捉える

上記の数値化に加え，波形の目視だけでは把握しにくい特徴をとらえる方法がある．その 1 つが周波数分析（statistical analysis）である．筋電図信号の周波数帯域は 5 ～ 500 Hz にあることは先に述べたが，計測された筋電図にこの範囲内でどの周波数の信号が，どれくらい含まれるかということを数値化しグラフ（周波数スペクトラム：横軸に周波数，縦軸に信号強度をとったグラフ）などで示すのが周波数分析である（図 5d）．この方法は，筋疲労状態の推定に用いられる．筋が疲労をきたすと，周波数スペクトラムの山の形状が低域周波数に移行し，スペクトラムの平均値である平均周波数（mean frequency）あるいは中央周波数（median frequency）が減少する．この現象には，筋収縮に関与する運動ニューロンの発射活動の同期化，筋線維の伝導速度の遅延，速筋線維から遅筋線維への筋活動の移行などが考えられている．

なお，前述のフィルタ処理や周波数分析は，筋電図計測装置の付属ソフトウェアで行うのが簡便であるが，表計算ソフトウェアや信号解析ソフトウェアでも行うことができる．

■ 文献

1) International Society of Electromyography and Kinesiology: Standards for Reporting EMG Data. Web Site: http://www.isek-online.org/（2014 年 5 月現在）
2) The SENIAM project（Surface ElectroMyoGraphy for the Non-Invasive Assessment of Muscles）Web Site: http://www.seniam.org/（2014 年 5 月現在）．
3) Criswell E. Atlas for electrode placement. In: Criswell E. editor. Cram's Introduction to Surface Electromyography. 2nd ed. Massachusetts: Jones & Bartlett Learning; 2010. p.245-383.
4) 木塚朝博, 増田　正, 木竜　徹, 他. 神経支配帯の実際の位置. In: バイオメカニズム学会, 編. 表面筋電図. 東京: 東京電機大学出版局; 2006. p.145-58.

〈加茂野有徳〉

II. 神経生理各論　1. 筋電図

C 筋電図の臨床応用

Key words

筋電図，評価，診断，動作分析

　筋電図は，診断・評価から治療までリハビリテーション診療の多くの場面で用いられている．ここでは，表面筋電図，針筋電図をはじめとし，神経伝導検査，F波，H波の概要とその応用について触れる．

1 疾患の診断

　神経伝導検査と針筋電図を組み合わせて疾患の診断の補助とすることは臨床的に確立されており，広く診療場面で行われている．リハビリテーションを行うにあたっては，疾患の診断はもちろんのこと，主疾患のほかの神経・筋の障害の存在，神経・筋の障害の程度，その障害の改善の見通しを推定することが重要であり，もしこれらの検査を自ら行わなくても結果を正しく解釈できることが必要である．

a. 末梢神経の障害

　末梢神経の障害には，外傷，絞扼*¹ などによる局所的な障害（限局性病変）と全身性疾患などによる多くの神経が障害された状態（汎発性病変）とがある．検査は臨床診断に基づいて行われるが，検査の結果，局所の障害と思われたものが全身性疾患であったということも少なくない．

b. 障害部位の推定

　末梢神経障害が疑われた際や除外すべき場合には神経伝導検査が必須である．障害部位を明らかにするには，障害が疑われる部位の近位と遠位で電気刺激を行い，その誘発電位を評価する．その部位をはさんだ部分での伝導速度の低下や波形の変化が認められた場合，病変の存在を示唆する．しかし，神経伝導検査は標的である神経のすべての神経線維を興奮させる（この刺激強度を最大上刺激という）ことを原則としており，十分な刺激が神経に到達する刺激部位は限られている．障害

---

*¹ 絞扼性神経障害：神経が局所的に骨，靱帯，腫瘍などが原因となり締め付けられて起こる障害．有名なものとして，手根管症候群（正中神経），肘部管症候群，ギヨン管症候群（いずれも尺骨神経）などがある．

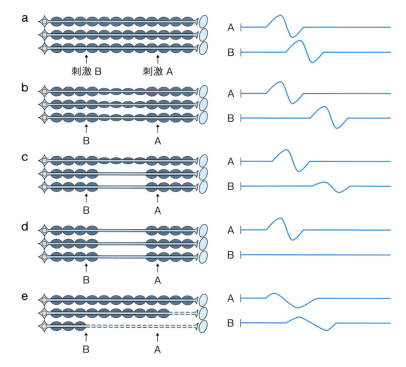

図1 ● 神経伝導検査と病態

運動神経伝導検査を模式的に示したものである．刺激Aが遠位刺激，刺激Bが近位刺激であり，筋で記録される電位を右側に示す．

- a：正常
- b：AとBとの間に脱髄性病変がある場合．Aでは正常と変わらない反応が得られるが，B刺激による反応は遅れている．
- c：AとBとの間に伝導ブロックがある場合．Aでは正常と変わらない反応が得られるが，B刺激による反応の振幅は低下する．
- d：AとBとの間の線維がすべて伝導ブロックである場合（完全伝導ブロック）．Aでは正常と変わらない反応が得られるが，B刺激による反応は得られない．
- e：軸索変性病変がある場合．A，B両方で振幅の低下がみられる．

が疑われる部位をはさんだ2点での刺激ができない場合は，遠位潜時[*2]などでの比較が行われる場合がある．汎発性病変では，上肢・下肢の各神経，近位部，遠位部という視点でその病変の広がりを把握する．

C．病態，重症度の推定

リハビリテーションにおいて重要なことは回復の可能性が高いかどうかを知ることである．末梢神経障害の病態としては軸索変性と脱髄がある．神経伝導検査の対象となる有髄神経は多数の神経線維が集まったものであるが，1本の神経線維は軸索とそれを取り巻く髄鞘からなり，軸索が障害

[*2] 遠位潜時：運動神経伝導検査において刺激可能なもっとも遠位を刺激した場合に刺激から筋活動電位誘発までの時間．神経伝導のみならず神経末端，神経筋接合部，筋膜での伝導に要する時間が含まれる．

されるとその神経線維において活動電位の伝導は起こらず，髄鞘の障害である脱髄が起こればその程度に応じて伝導速度は低下する（図 1b）．脱髄が高度になれば，脱髄部分まで伝わってきた活動電位はそれより先に伝わらない〔伝導ブロック*3（図 1c, d）〕．軸索変性は神経伝導検査では誘発電位の振幅の低下として現れる（図 1e）が，神経線維自体が障害されているため回復がよくないことが多い．脱髄はその部分の神経伝導速度の低下ないし伝導ブロックとして現れ，脱髄のない部分の伝導は正常である．脱髄の原因が除去されれば，神経線維自体の障害がない場合，髄鞘の修復は神経線維の修復より起こりやすいことより回復が比較的良好であることが多い．

d．F 波

末梢神経の電気刺激に際し，運動神経に生じたインパルスは近位・遠位の両方向に伝わるが，近位方向に伝わり脊髄前角細胞に達した後，一部の前角細胞で約 1ms の間隔をおいて発射され，再び運動神経を伝わって筋に達して認められる小さな活動電位が F 波である（図 2）．F 波はすべて

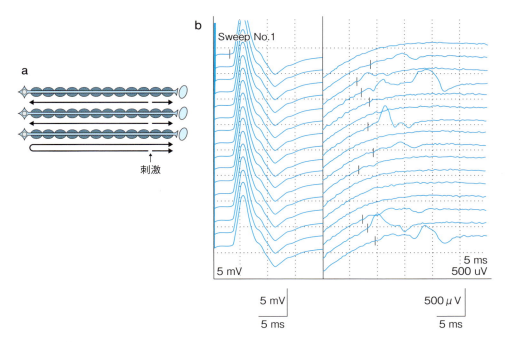

図 2 ● F 波

a：運動神経を刺激すると，遠位，近位の両方向に活動電位が伝わる．遠位に伝わって，筋活動電位を生じたものが M 波であり，近位に伝わって脊髄前角細胞で再発射され遅れて筋活動電位を生じたものが F 波である．1 つの神経のすべての神経線維を刺激した場合に F 波を生じる神経線維は全体の 1% 前後である．

b：連続刺激を行った際の F 波．左が M 波で右が F 波である．左右で振幅のスケールは変えてある．M 波はすべて同一波形であるが，F 波の波形は多様であり，F 波が現れないこともある．

---

*3 伝導ブロック：有髄神経線維は髄鞘の切れ目であるランヴィエ絞輪で起きる活動電位が伝わる跳躍伝導にて電気信号を伝えている．髄鞘が障害されるとその部分での電流の漏れが起こるが，それが高度になると必要な電流が次のランヴィエ絞輪まで伝わらず，活動電位の伝播はそこで遮断される．

の前角細胞に逆行性にインパルスが伝わった場合でも1%前後の前角細胞にしか誘発されないとされ，それぞれの刺激に対して反応する前角細胞は同じとは限らずまた1個とも限らないため，刺激ごとに異なったF波波形が観察されることが多い．また，刺激に対してF波が得られる場合と得られない場合がある．一般に50～100回刺激を行って記録するが，全刺激回数のうちF波が得られた割合を出現頻度という．出現頻度を求めることで，前角細胞の興奮性を計ることもできる．F波は，それが運動神経をほぼ往復して伝わる時間を測定できることより運動神経の全長にわたる伝導の指標として軽微な伝導異常の検索に用いられるほか，通常の神経伝導検査で評価困難な近位部での検索に用いられる．

2　病態についての検索

a．不随意運動

不随意運動の性質はその疾患の診断につながる重要な所見であるが，表面筋電図を用いることによりその原因筋，持続時間，周波数，主働筋と拮抗筋との筋活動の関係などを客観的に知ることができる．また，負荷が加わったときの変化についても客観的に知ることができる．あらゆる種類の不随意運動に応用可能であり，それらの鑑別の参考になる．さらに，たとえば振戦ではその周波数により原因を絞り込むことができる．また，手足に荷重をかけてみると，中枢神経からのリズムによりその周波数が決まっている振戦[*4]では周波数の変化は起こらないが，末梢神経障害，あるいは精神的緊張や筋疲労時に起こる生理的振戦では周波数が変化し，鑑別に使えることが知られている．そのほかの不随意運動でも，筋電に規則性があるかどうか，姿勢により誘発されるか，動作を行ったときに変化するか，同時記録により脳波との連動性があるかどうかなどにより診断に役立てることができる．

b．表面筋電図と筋力

最大筋力時の筋電位を100%として正規化された表面筋電図の積分値と筋の張力の間にはほぼ直線的な関係がある．これは等尺性収縮に限られている．実際は筋によって筋電と張力との関係に差異があり，たとえば第1背側骨間筋ではほぼ直線関係にあるが，上腕二頭筋では最大筋力の30～40%までは筋電の増加は緩徐であり，その後比較的急峻に立ち上がる（図3）．表面筋電の量は1つ1つの運動単位電位の重なりと考えられているが，発揮している筋力を上げていく場合に，新しい種類の運動単位が参加してくるのか，今までの運動単位の発火回数が増えていくのか，また新しく参加してくる運動単位の支配する筋肉は筋肉の表面に近くて振幅の大きな筋電図が記録されるのか，その逆であるのかなどの違いによると考えられている．この関係は，一定の筋力を維持する場合に筋電でそれをモニターする場合などに利用されるが，後述する筋疲労が起こるとこの関係は変化すると考えられる．

[*4] 振戦：不随意運動の種類の1つであり，一定の周期性をもった律動的な動きを特徴とする．安静時に出現するもの，動作時あるいは姿勢保持時に出現するものなどがある．

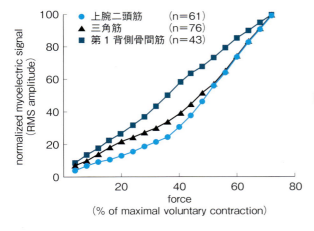

図3 ● 筋力と筋電図との関係 (De Luca CJ, et al. Muscles alive: Their functions revealed by electromyography. 5th ed. Philadelphia: Williams & Wilkins; 1985)[3]
縦軸が表面筋電図の積分値，横軸が最大筋力に対する発揮筋力の割合である．上腕二頭筋はほぼ直線関係であるが，三角筋，第1背側骨間筋は直線関係からややはずれている．

C. 筋の走行，神経筋接合部の分布

　筋線維の走行に沿って多チャンネル表面電極列を配すると，神経筋接合部と考えられる部位より両方向に筋活動電位が伝播していく様子が観察される（図4）．この手法を用いて各筋の神経筋接合部の分布が検索されており，四肢の主要な筋の他に体幹筋や肛門括約筋でもその報告がなされている．神経筋接合部の位置を知ることは，筋線維伝導速度の測定や表面筋電図の周波数分析を行ううえで重要である．また，その他神経筋接合部が集まっている部位を知る必要がある場合に応用できる．

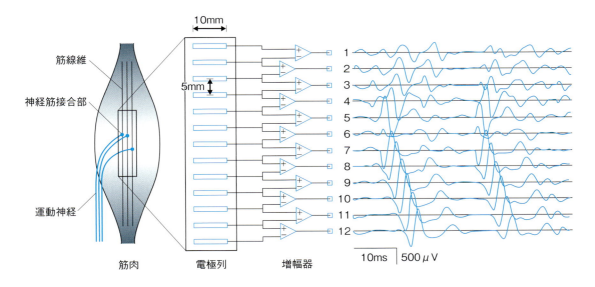

図4 ● 多チャンネル表面電極列と記録された表面筋電図 (佐渡山亜兵. 臨床脳波. 2009; 51: 632-40)[4]
筋線維に沿った形で電極列を配置し，隣接する電極間での双極誘導で筋電を記録すると，右図のように神経筋接合部から波形が立ち上がり，両方向に伝播する様子が観察される．これにより，神経筋接合部の位置が推定できる．

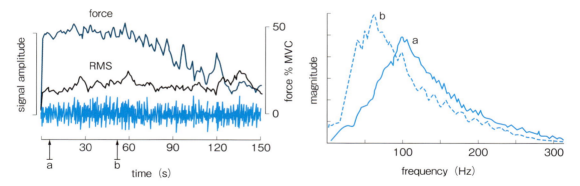

図5 ● 筋の持続収縮による筋電図の変化（De Luca CJ, et al. Muscles alive: Their functions revealed by electromyography. 5th ed. Philadelphia: Williams & Wilkins; 1985）[3]

左の図は，最大筋力の50％を持続した場合の，発揮筋力，筋電の積分値，筋電波形である．発揮筋力は途中から低下してくるが，筋力が維持されている段階で筋電の積分値は徐々に増加してきている．

右の図は，筋収縮初期（a）と持続収縮中（b）の筋電のパワースペクトルである．bはaに比べ周波数が低い方向にシフトしている．

d．筋疲労

　筋を持続的に収縮させると発揮できる最大筋力が低下してくる．この現象は運動による筋疲労とされているが，それを表面筋電図でとらえる手法として周波数分析が用いられる．従来多く用いられてきたのは，高速フーリエ変換による周波数分布（パワースペクトル）の解析であり，その指標として平均周波数（mean power frequency）や中央周波数（median power frequency）が用いられる（図5）．この手法が信頼性をもつのは，等尺性収縮で同じ筋力を発揮し続けた場合であるが，収縮持続によりいずれの指標も低い値となっていく．この波形の低周波化は，筋線維伝導速度の低下や運動単位活動電位の同期化が原因とされている．実際に筋線維伝導速度を計測した場合，筋疲労に伴って低下することが示されているが，周波数分析のほうが臨床場面では使いやすい．高速フーリエ変換による周波数分析は，筋長が変化する運動時の筋疲労の解析では信頼性が乏しいが，近年ウェーブレット変換など新たな手法により筋長や筋力が変化する場合の周波数分析が試みられている．

e．痙縮

　痙縮とは，中枢神経疾患によって生じる上位運動ニューロン症候群による症候の1つであり，腱反射亢進を伴った緊張性伸張反射の速度依存性増加を特徴とする運動障害と定義されている．運動時に，必要以上に力が入りなめらかな運動が行われない場合は少なくない．その原因が痙縮であるのかどうかは，原疾患，麻痺，腱反射などの状況を踏まえたうえで判断されるが，表面筋電を用いて伸張された筋の活動がどのようになっているか検索することで，その病態を知ることができる（図6）．

　筋が伸ばされることにより，筋紡錘からのインパルスがIa線維を通じて脊髄前角細胞へ伝わり，α運動神経が興奮し筋収縮につながるという筋伸張反射回路が活性化されていることが痙縮につながる．筋伸張反射回路の制御には図7のようないくつかの機序が考えられており，さまざまな条

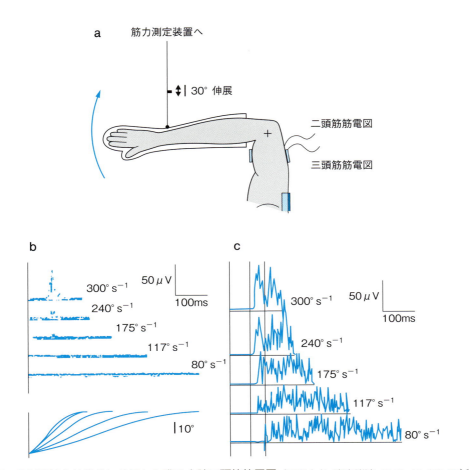

図6 ●肘関節を他動的に伸展した際の上腕二頭筋筋電図（正門由久. 臨床脳波. 2006; 48: 169-77）[2]
a：実験方法，b：健常者，c：痙縮患者
痙縮患者では，健常者に比べ上腕二頭筋の筋電の振幅が高いが，肘の伸展角速度が高いほどさらに振幅が高くなる．

件付けによる変化を明らかにする方法としてH反射やF波が利用されている．

f. H反射

　H反射は，Hoffmanにより報告された伸張反射を反映する誘発筋電図であり，脛骨神経刺激でヒラメ筋から記録することが可能である．脛骨神経には，求心線維であるIa線維と遠心線維であるα線維が含まれており，電気刺激を低い電流から徐々に高くしていくように行うと，最初は閾値の低いIa線維のみが興奮し，Ia線維から脊髄前角細胞に伝わったインパルスがα線維を興奮させ，筋の誘発電位を起こす（H波）．電流を上げていくと，Ia線維とα線維が両方興奮するようになり，α線維の遠位へのインパルスは，筋活動電位を誘発する（M波）．電流を上げていくにつれ，興奮する神経線維の数が増加し，M波，H波いずれも振幅が増大する．神経を電気刺激した場合は，いずれの線維でも近位遠位両方向にインパルスが伝わるが，Ia線維はα線維よりも伝導速度が速いため，α線維を上行してきたインパルスは，もし同一の線維上でIa線維から脊髄前角細胞を経てα線維を下行してくるインパルスがあった場合衝突し打ち消しあうことになる．したがって，電

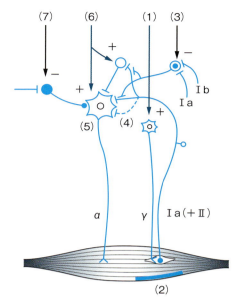

図7● 筋伸張反射活動の亢進をもたらす脊髄機構の概観（田中 勵作. リハ医学. 1995; 32: 97-105）

介在ニューロンは多シナプス性結合を代表させており，必ずしも1個とは限らない．
青矢印は興奮性（＋），黒矢印は抑制性（－）であることを示す．
痙縮をもたらす要因
筋伸張反射回路要素
1. γ運動神経活動の亢進
2. 筋の形態学的変化による筋紡錘受容器の感受性上昇
3. Ia群線維終末に対するシナプス前抑制の減少
4. Ia群線維の発芽現象
5. シナプス後膜の感受性の増大

その他の神経要素

6. α運動神経への興奮性入力の増大
7. α運動神経への抑制性入力の減少

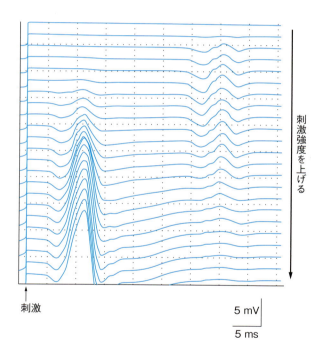

図8● H波

刺激強度を上げていき，上から順に並べたもの．5〜10msで立ち上がっている波形がM波，30ms付近で立ち上がっている波形がH波である．刺激強度を上げていくとM波は連続的に大きくなり，最大上刺激からは変化しない．H波はM波がみられる前から徐々に大きくなり始め，さらに刺激を強くするとある時点から小さくなり，ついには消失する．

流をさらに上げていくと興奮する神経線維数が増えてM波は増大するが，α線維上で衝突が起こる線維数も増加し，H波は小さくなり，すべてのα線維が興奮すると消失する（図8）．

H波の振幅の最大値とM波の最大値との比，H波，M波の閾値の比などが反射弓の興奮性の指標とされる．これらの指標を用いて脊髄反射経路の痙縮への関与が検討されている．

F波は，運動神経のみを経由し，脊髄反射経路をすべて通るわけではないが，その出現しやすさが脊髄前角細胞の興奮性を反映するとされ，その評価に用いられる．出現頻度やF波振幅の平均

値がその指標として用いられる．F波出現頻度は，長時間の安静により減少し，痙縮などにより増加する．

3 動作の解析

a．表面筋電図による動作解析

　動的運動を解析する手段として，運動学的・運動力学的手法とともに筋電図による動作分析が行われるが，その応用範囲は広い．健常者における基本的な動作解析から各疾患における動作解析まで多くの知見が積み重ねられている．疾患も，脳卒中，脳性麻痺などの中枢神経疾患，変形性関節症，人工関節置換術後，腱板損傷などの骨関節疾患，腰痛，筋疾患など多岐にわたる．また，動作時にどの筋に負荷がかかっているかを明らかにするのみでなく，装具や神経ブロックなどを行った際の効果の検証にも用いられる．

　起立・歩行動作の場合には，体幹・下肢の主要筋に表面電極を貼付し，筋電を同時記録する．筋活動のタイミングをみることは，生波形あるいは整流波形を解析すれば可能である．筋活動量を定量する場合は工夫が必要である．まず，筋電量はそのまま筋間の比較はできないため，正規化する必要があるが，その基準をある関節角度の最大収縮とするか，そのほかの指標とするかを定めなければならない．また，筋活動に動作ごとのばらつきが出る可能性があるため，動作の時間軸でそのタイミングをそろえなければならない．歩行の場合は周期的な運動であるので，フットスイッチなどを用いて，そろえることも行われている．

b．深部筋の解析

　肩関節周囲筋，下肢近位筋などの深部筋を解析するときはワイヤ電極（fine wire electrode）が用いられることがある．ワイヤ電極は表層筋などの周囲筋からの信号が混入することが避けられる．表面電極同様に筋活動のタイミングや周波数の分析が行われている．

c．心因性運動障害

　心因性運動障害は，神経系の異常に合併して，あるいは単独で起こりうる．心因性運動障害の診断は慎重でなければならないが，他疾患では生理的，病態的に起こる可能性の低い筋活動が認められる場合などに，その診断の助けとなる可能性がある．心因性運動障害が疑われる例としては，手のふるえの場合は，その周波数が再現されない例や拮抗筋の同時収縮がみられる例，腱反射の亢進では筋活動の時間が通常の反射に比べて延長している例や拮抗筋を含めた3相性の筋活動パターンがみられる例などがある．

4 治療に用いられる筋電

a．バイオフィードバック

　バイオフィードバックとは，何らかの生体信号を患者にフィードバックすることにより，患者がその運動ないし行動のコントロールを学習するものである．生体信号として筋電図はよく用いられ

るが，その主な目的は中枢性麻痺筋の促通，筋過緊張の抑制（リラクゼーション），筋力強化，巧緻性の改善などである．

　脳卒中片麻痺などで下垂足を呈する場合に，足関節の背屈筋に電極を貼付し，筋電に伴う音を患者にフィードバックし，収縮を促す．患者は意識に問題なく，行うべき内容を理解でき協力的であることが必要である．ほかにも，肩関節亜脱臼改善のため肩関節周囲筋，上肢動作改善のため手関節背屈筋などについても同様に行われる．また，動作異常，姿勢異常である書痙[*5]や痙性斜頸[*6]についても用いられてきた．書痙の場合は前腕の伸筋群や僧帽筋，痙性斜頸の場合は緊張している側の胸鎖乳突筋や僧帽筋に電極を貼付し，筋電をフィードバックすることにより過剰な筋活動を抑えながら動作や姿勢をとることを学習させる．

　バイオフィードバックは，さまざまな促通手技や歩行訓練を含む動作訓練，リラクゼーション，薬物療法などと併用して行われることが多い．筋収縮が弱い場合に筋力強化や促通をはかるには電気刺激と組み合わせられるが，その詳細は電気刺激の項にゆずる．

b．筋電義手

　動力によって動く義手にはその制御機構が必要であるが，大半の義手が筋電を採用している．筋電以外には切断者が肩の動きなどでスイッチを入れるスイッチ制御がある．もっとも多く用いられている筋電義手は，ハンド型前腕義手であり，前腕の部分に接触している表面電極より筋電をピックアップし，機械の示指，中指，母指の3指によるピンチ動作を行う．わが国では，欧米に比べて筋電義手の普及率は低いが，製品化されたものはその装飾性，機能性，耐用性において十分実用的である．一方で，筋電義手の高機能化に向けた研究もなされている．

■ 文献

1) 正門由久, 高橋　修, 編. 神経伝導検査ポケットマニュアル. 東京: 医歯薬出版; 2013.
2) 正門由久. 痙縮(1) その病態生理. 臨床脳波. 2006; 48: 169-77.
3) De Luca CJ, Basmajian JV. Muscles alive: Their functions revealed by electromyography. 5th ed. Philadelphia: Williams & Wilkins; 1985.
4) 佐渡山亜兵. 多点表面電極による筋電図1. 神経支配帯. 臨床脳波. 2009; 51: 632-40.

〈花山耕三〉

[*5] 書痙：書字以外の動作には上肢，手指に障害がなく，書字のときに力が入りすぎたり，ふるえたりして字がうまく書けないという症状を呈するもので，緊張する場面で症状が増悪することが多い．

[*6] 痙性斜頸：頸部が回旋し正面を向けなくなる不随意運動を呈する疾患で，書痙同様緊張する場面で症状が増悪することが多い．

II. 神経生理各論　2. 電気刺激

電気刺激とは何か？

> **Key words**
>
> 活動電位，強さ-期間曲線，治療的電気刺激（TES），機能的電気刺激（FES），
> 皮膚抵抗（皮膚インピーダンス）

　誰もが中学か高校の理科の授業で，カエルの脚の筋肉に電流を流してピクピク動かす実験をしたことがあると思われる．まだ摩擦電気（静電気）や雷など自然界の電気しか知られていなかった18世紀に，イタリアの解剖学者ガルバーニは，解剖したカエルの神経をメスで触れると，カエルの脚がけいれんすることを発見し（図1），これを動物が生み出す電気と考え，動物電気と名づけた．その後，ガルバーニの友人であった物理学者ボルタにより，この電気は動物に由来するのでは

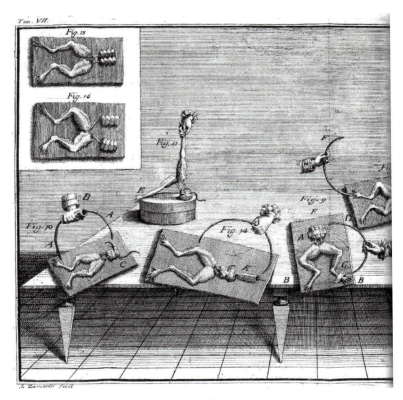

図1 ● ガルバーニの金属弓による筋収縮

なく，異なる金属（メス）をカエルの脚を通して接触させることにより電気が発生し，それが刺激となって，カエルの脚が動く現象であることが，ボルタの電池の発明により立証された．このように，現在我々の生活で欠かすことのできないエレクトロニクスは，ガルバーニによるカエルの脚への電気刺激がその起源となっている．リハビリテーションなどで用いられている電気刺激装置も，このガルバーニの実験が起源となっており，20世紀半ばから真空管やトランジスタの発明などのエレクトロニクスの発展で，この電気の与え方を様々に変化させることができるようになり，生体に対して様々な効果を生じさせることが可能となった．

1 電気刺激から，筋肉が収縮するまで

カエルの実験で，電池に接続した導線の端の2つの電極を坐骨神経にあて，スイッチを開閉すると，その度にカエルの脚はピクピク動く．この現象について考察する．

坐骨神経などの神経細胞の基本機能は，神経細胞へ刺激が入ってきた際に，活動電位を発生させ，他の細胞に情報を伝達することである．神経細胞は図2に示すとおり，主に細胞核のある細胞体，他の細胞からの入力を受ける樹状突起，他の細胞に出力する軸索の3つの部分に区分される．前の細胞の神経終末と後ろの細胞の樹状突起の間の情報を伝達する部分には，微小な間隙を持

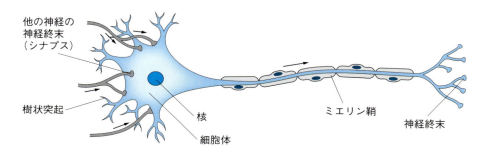

図2 ●神経細胞の構造

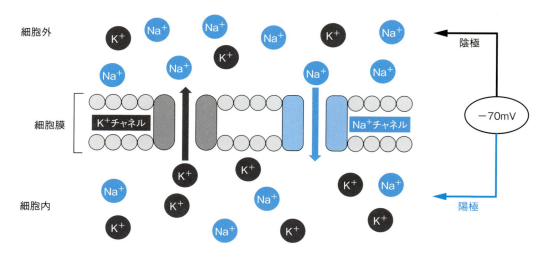

図3 ●静止膜電位

つシナプスとよばれる化学物質による伝達構造が形成されている．

　図3に示すとおり，通常神経細胞の内側にはK$^+$が多く存在し，外側にはNa$^+$が多く存在している．細胞内の電位はK$^+$の濃淡電池による電圧として，細胞外に対しておよそ70mV低く保たれており，これを静止膜電位とよぶ．ここに電気刺激を与えると細胞膜の透過性が変化してイオンチャネルを介してNa$^+$が細胞内に流入しK$^+$が細胞外に流出する．その結果，細胞内の電位が上昇する脱分極が生じ，電位の上昇はプラスにまで達し（40mV，Na$^+$の濃淡電池による電圧），活動電位を生じる．やがて興奮が通過するとNa$^+$が流出しK$^+$が流入することで膜電位が元に戻り（再分極），興奮が終了する（図4）．

　神経線維の興奮は細胞内外での電位が変化することによって伝えられる．つまり，図5に示すとおり，膜電位の変化が順次伝えられることによって興奮が伝導する．また，この興奮は，刺激が加わった位置から両方向に伝わっていき（両側性伝導），末梢方向に向かい，シナプスを介して筋肉に達したものは筋収縮を誘発する．中枢方向に向かったものもシナプスなどを介して，中枢神経系に作用する．

　シナプスにおいては，化学信号（神経伝達物質）に置き換えられて伝達される．シナプスとニューロンの間には，シナプス間隙とよばれる数万分の1ミリほどのわずかな隙間があり，活動電位では通ることができない．したがって，化学信号に置き換え，それをシナプス間隙に放出させ，次のニューロンに受け取らせることにより伝達する．シナプスはこぶ状に膨らんでおり，神経伝達物質は，その先端にあるシナプス小胞という袋から放出される．つまり，活動電位が軸索の末端まで伝わると，電位依存性のカルシウムチャネルが開き，そこに流れ込んだカルシウムイオンが，シナプス小胞に癒着し，細胞膜と融合することで袋が破れる．このとき，シナプス小胞内の神経伝達物質が，シナプス間隙に放出される．さらに，次のニューロンの樹状突起にある受容体（レセプター）に，放出された神経伝達物質が結合し，ナトリウムチャネルが開く．Na$^+$が次のニュー

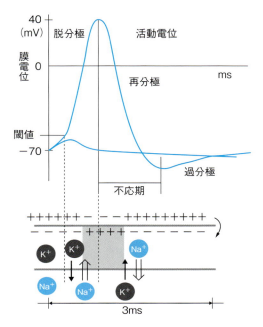

図4 ●神経線維の興奮

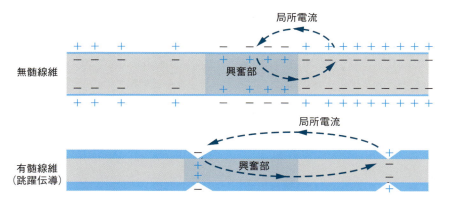

図5 ●神経線維の興奮の伝導

ロンに流れ込み，それによって細胞膜内の電位が＋になることで静止膜電位が上がる（脱分極する）．このときにみられる膜電位のことを特に興奮性シナプス後電位（EPSP: excitatory post synaptic potential）という．異なる種類の受容体（レセプター）に，神経伝達物質が結合し，塩素（Cl^-）などのマイナスのイオンが細胞膜内に流れ込んだ場合には，静止膜電位はさらに下がる（過分極する）．このときにみられる膜電位のことを，特に抑制性シナプス後電位（IPSP: inhibitory post synaptic potential）という．

神経筋接合部には，神経に生じた興奮を筋肉に伝え，筋肉を興奮・収縮させるためのシナプスが存在する．神経筋接合部の場合，シナプス小胞から，神経伝達物質として，アセチルコリンがシナプス間隙に分泌される．シナプス後膜は，受容したアセチルコリンの量に応じて陽イオンの透過性が増加し，Na^+は外から内へ流入し，K^+は内から外へ流出する．そしてシナプス後膜は脱分極する．すなわち，前述のEPSPが生じる．終板部の脱分極は電気的に筋線維の興奮膜に広がり，それが臨界値に達すれば，筋線維が興奮し，活動電位が筋線維全体に広がっていく．

筋線維を直接電気で刺激すれば，筋線維の形質膜は活動電位を発生し，興奮が伝わっていくが，筋線維から神経線維に信号が伝達することはない．

このような，神経細胞に脱分極による活動電位を生じさせる有効な電気刺激を与えるためには，電気刺激の基本特性を理解したうえで，適切な刺激条件を設定する必要がある．電気刺激の基本特性については，「II-2-B-1．電気刺激の基本特性」で詳しく述べることとし，ここでは条件設定に必要な知識について簡潔に述べる．

まず刺激電流の向きについて述べる．神経などを細胞外に電極をおいて刺激するとき，陰極から興奮が生じる．このことを極性興奮の法則（Law of Polar Excitation）という．また，刺激の方向が正しくても，刺激が弱いと興奮は生じない．このように興奮を生じさせない刺激を閾下刺激（sub-threshold stimulus）という．刺激の強さ（電流の量）を増し，神経が興奮しはじめる刺激を閾刺激（threshold stimulus）とよばれ，閾刺激より強い刺激は，閾上刺激（supra-threshold stimulus）という．

次に刺激強度・刺激時間について述べる．神経・筋を刺激する電流のうち，単純なものは矩形波電流である．これはカエルの実験のように，電極を通じて神経に電流を流す回路のスイッチを開閉すれば得られる．このような矩形波電流で興奮膜を刺激するとき，刺激時間が比較的長ければ，容

易に閾値に達して興奮が生じる．一方，刺激時間が短い場合には，大きい電流が必要となる．興奮するための刺激電流の大きさと期間との関係をグラフに表したものが，強さ-期間曲線（strength-duration curve：S-D曲線）とよばれるものである．十分長い期間の矩形波電流で刺激となる最小の大きさの電流を基電流という．この刺激電流の強さをそのままにして（カエルの神経で），期間を約2msまで短くしても効果は変わらない．すなわち，この電流は2msの期間だけが刺激として有効に利用されていることになる．したがって，基電流の強さで刺激を生じる必要最小限の期間を主利用時とよんでいる．主利用時は正確に決め難いため，基電流の2倍の大きさの電流に対する利用時が代替値として用いられており，これを時値（クロナキシー）とよんでいる．

2 様々な効果を期待した電気刺激療法と刺激法

現在では，単に神経を短いパルス状（矩形波）の電気刺激で瞬間的に興奮させて，筋の収縮を得るためだけではなく，電気刺激療法として，①鎮痛効果，②浮腫の改善，③筋緊張の緩和，④関節可動域の改善，⑤筋力増強，⑥痙性の抑制，⑦麻痺筋の促通，⑧歩行機能の改善，などの様々な生体への効果を期待した，多様な電気刺激方法が用いられている．この電気刺激療法は，刺激波形や周波数により名称が異なっている．刺激波形による分類としては，経皮的電気刺激（transcutaneouselectrical nerve stimulation：TENS），高電圧パルス電流（high voltage pulsed current：HVPC），直流，干渉電流，マイクロカレント，ロシアン電流などがある．一方，電気刺激波形が同様の場合でも，治療方法により後述する治療的電気刺激（therapeutic electrical stimulation：TES）[*1]，機能的電気刺激（functional electrical stimulation：FES）[*2]に分類されている．

電気刺激波形は，皮膚抵抗（皮膚インピーダンス）を考慮して工夫がなされている．

一般的に皮膚インピーダンスの等価回路は，図6[1)]に示すとおり，抵抗とコンデンサの並列回路でモデル化される．角質層の抵抗Rは真皮層の抵抗に比べて非常に大きいため，真皮層と電極表面との間で容量結合となる．この等価回路のインピーダンスZは，直流（$\omega = 0$）では抵抗Rとして働き，周波数（ω：ここでは，1秒間あたりの刺激パルス数）が増加すると，静電容量Cが一定でも，コンデンサ部のインピーダンスは低下し，等価回路全体のインピーダンスZは低下する．低周波でもパルス幅を狭くし，瞬間周波数を高くすることで皮膚インピーダンスを低下させることができ，より深い神経線維にも刺激が届くようになる．刺激波形は，一方向性の単相波と二方向性の二相波に大別でき，さらに単相波には，単相矩形波，高電圧二重パルス波などがある（図7）．一般的な低周波治療装置の刺激頻度（周波数）は3～100Hzであるが，刺激頻度が高い（電流の周波数が高い）ほど皮膚インピーダンスは低下し，50Hz以下の低頻度刺激で数キロオームである皮膚の電気抵抗が，5kHz以上の高頻度刺激では数十オームと減少し，不快感も減少する．これを利用した高頻度刺激装置が，1977年のKotsによるロシアン電流やNemecによる干渉波電流

[*1] 随意性の低下した麻痺肢に対し，目的とする動作が可能なように制御された電気刺激を与え，機能を再建する手法．

[*2] 電気刺激により随意的な運動能力の改善を目指す手法．主に脳卒中や脊髄損傷例で，痙性の抑制，関節可動域の拡大，随意性の向上，廃用性筋萎縮の改善を図ることを目的として用いられる．

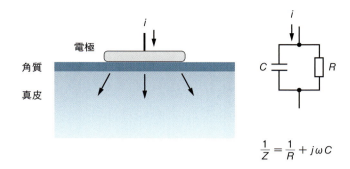

図6 ●皮膚インピーダンス等価回路
i: 電流, R: 皮膚抵抗, C: 皮膚の静電容量, f: 周波数,
$\omega = 2\pi f$: 角周波数, Z: 皮膚インピーダンス, j: 虚数

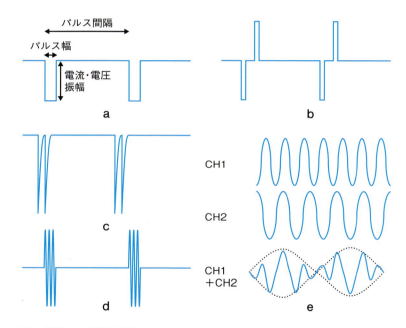

図7 ●様々な刺激波形
a: 一般的な低周波, b: 二相矩形パルス波, c: 二重パルス波, d: ロシアン電流. 2.5kHz 程度の高い周波数の正弦波を 1 〜 333ms の周期で断続し, 不快感を少なくして強い筋収縮を起こす. e: 干渉波電流. 対立して配置された 2 対の電極を用いて各電極対に周波数の異なる中周波電流（4k 〜 5kHz）を流し, 2 つの電流を体内で干渉させて, 低い周波数（2 つの周波数の差）を生成する. 干渉波は体内で生成されるため皮膚での刺激が少ない.

などであり, ロシアン電流は中周波刺激装置, 干渉電流は干渉波治療器として市販されている.

■ 文献
1) 高見正利. 物理療法マニュアル. In: 嶋田智明, 他編. 電気物理学. 東京: 医歯薬出版; 1999. p.1-24.
2) 石尾晶代, 村岡慶裕. 電気刺激─IVES を含めて─. MB Med Reha. 2014; 166: 79-85.

〈村岡慶裕　石尾晶代〉

Ⅱ. 神経生理各論　2. 電気刺激

B　電気刺激の使い方

Key words

S-D 曲線，刺激周波数，電極配置，運動点，適応

　前項では，主に電気刺激による生体反応のメカニズムについて述べた．本項では，電気刺激を生体へ安全に実施するために必要となる知識について，電気刺激の基本特性，刺激電極の選択・配置方法，電気刺激の適応・禁忌，電気刺激の実施手順の順に述べる．

1　電気刺激の基本特性

　電気刺激療法に用いられる電流には，直流電流，交流電流，パルス電流，干渉電流といった種類がある．神経・筋に対する治療電流としては，一般的にパルス電流が用いられている．ここでは，そのパルス電流の基本特性について述べる．

a．刺激波形

　パルス電流の刺激波形は，まず大きく単相波と二相波の2種類に分けられる（図1）．単相波は単相性パルス電流とよばれ，荷電粒子が単一の極性方向に移動する電流である．一方，二相波は二相性パルス電流とよばれ，荷電粒子が最初正負どちらかの極性へ移動した後に反対の極性へ移動する電流である．

　さらにパルス電流の刺激波形は，立ち上がり時間（電流値が0からピークに達するまでの期間）の傾きの違いによって，矩形波，三角波，台状波といった種類に細別される（図2）．一般に，神経支配のある筋を刺激する場合には，刺激強度の上昇がゆっくりであると順応が生じてしまうた

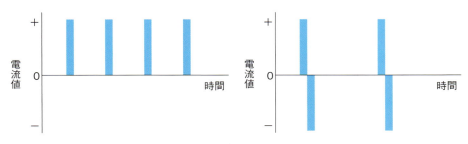

図1 ● 左：単相性パルス電流，右：二相性パルス電流

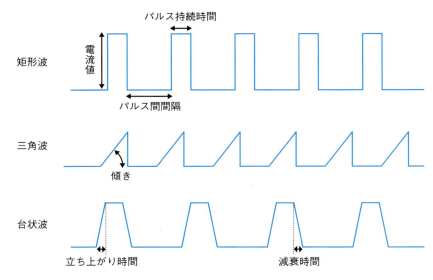

図2 ● 刺激波形の種類と波形パラメータ

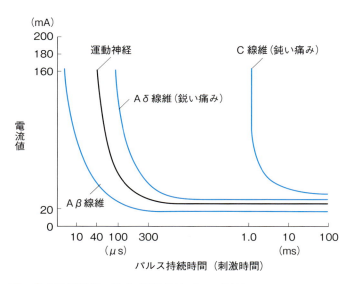

図3 ● 各神経線維の強さ-期間曲線（S-D曲線）

め，波形の傾きが直角である矩形波を用いることが多い．

　二相性パルス電流に関しては，各極性方向へ流れる刺激波形や電流値が等しいか否かによって，対称性・非対称性，均衡・不均衡とさらに細かく区別される．この電流は，電気刺激が長時間かつ長期間に及ぶ場合に，電極下での化学変化の発生を防止する目的で用いられる．

b. 刺激強度

　パルス電流の刺激強度は，前項で述べられたように電流値（パルス振幅・強さ）とパルス持続時間（刺激時間）の積によって決定される．十分長く設定されたパルス持続時間の下で，電流値を0

から次第に大きくしていったときに，初めて筋収縮が生じた電流値を基電流とよんでいる．この閾値は各神経線維によって異なり，その関係性をグラフにまとめたものはS-D曲線（強さ-期間曲線）とよばれている（図3）．図3より，パルス持続時間が短いほど，運動神経の興奮に必要な電流値は大きくなるが，他の神経線維が興奮する電流値との差も大きくなることがわかる．よって，電気刺激で筋収縮を引き起こす場合は，痛みの原因となる痛覚神経線維（Aδ線維，C線維）を反応させないよう，パルス持続時間は通常150〜350μsに設定する[1]．

一般に，刺激強度の設定は電流値の調節で行われ，電圧と電流のどちらか一方を一定に出力して制御する定電圧型または定電流型という出力方式が用いられる．前者は，前項で詳述した皮膚抵抗に刺激の安定性が左右されてしまうが，熱傷の危険性は少ない．後者は，皮膚抵抗に依存しない比較的安定した刺激が可能だが，電極が部分的に剥がれた場合に熱傷を起こす危険性がある．

C. 刺激周波数

刺激周波数は，パルス持続時間とパルス間間隔とで規定される，1秒間に出力されるパルス数のことである．前項で述べられたように，皮膚の電気抵抗は，刺激周波数が低いほど大きくなる．皮膚の電気抵抗が大きいと，刺激に必要な強度も大きくなるため，痛みや不快感の原因となる．したがって，低い周波数より高い周波数で刺激をする方が，痛みや不快感の発生を予防できるといえる．しかし，高い周波数の刺激は，容易に筋疲労を引き起こしてしまう可能性がある．そこで重要なのが，刺激のオン時間とオフ時間の比率の設定である．オン時間とは連続的に刺激が出力されている期間を意味し，オフ時間とは電流がまったく流れていない連続刺激の間隙の期間を意味する（図4）．筋力増強を目的とした電気刺激の場合，筋疲労を最小限にするため，初期のオン・オフ時間の比率は1：5に設定することが推奨されている[1]．

また皮膚の電気抵抗は，単に皮膚の乾燥や皮脂・汚れによっても大きくなるため，刺激の際は必ず皮膚の前処置を実施する．

2 刺激電極の選択・配置方法

生体への電気刺激において，一般的に用いられる刺激電極は表面電極である．ここでは，その種

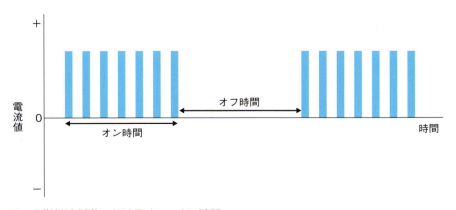

図4 ●単相波刺激におけるオン/オフ時間

類や配置方法について述べる．

a．電極の種類

今日，最も一般的に臨床現場で用いられている表面電極は，皮膚接触面を粘着性のゲルで覆い，カーボン粒子を混合して導電性をもたせたゲル付導電性ゴム電極である（図5）．この電極は，自己接着型で柔軟性に優れており，容易に皮膚へ固定することができる．皮膚への侵襲性も低く，水分の蒸発を気にする必要もないため，長時間におよぶ連続使用も可能である．その多くは使い捨て，もしくはゲルが劣化した時点で使用不能となるが，ゲルの乾燥による不均等な電流伝達は皮膚に熱傷を起こす原因となりうるため，廃棄するタイミングには十分注意する必要がある．

その他にも，針電極やカップ状吸着電極（図5），運動点探索用電極といった種類が存在する．

b．電極の面積

電極の単位面積あたりの電流の強さを，電流密度とよぶ．電流密度は刺激効果に比例し，電極の面積に反比例する．したがって，大きい電極ほど電流密度が小さくなるため刺激の効果は低く，小

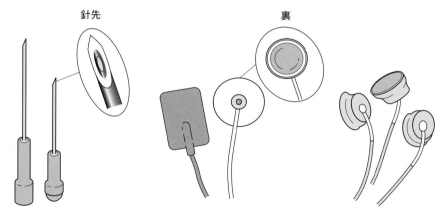

図5 ● 左：針電極，中央：ゲル付導電性ゴム電極，右：カップ状吸着電極

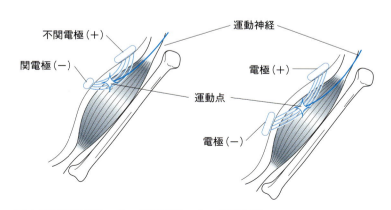

図6 ● 電極配置法．左：単電極法，右：双電極法

さい電極ほど電流密度が大きくなるため刺激効果は高くなる．しかし，電流密度は，高くなりすぎると熱傷などの皮膚損傷を起こす原因となる．面積の大きい電極を使用していても，接着不十分で電極の一部が剥がれてしまうと，通電される面積の電流密度が上昇するので注意が必要である．また，傷のある皮膚も，インピーダンスの低い傷部に電流が集中し，電流密度が通常より大きくなってしまうため，電極を配置する皮膚の状態は十分に確認しておく．

c. 電極の配置方法

電極の主な配置方法は，図6に示す2種類である．小さな筋や神経を刺激する場合に適した単電極法と，大きな筋を刺激する場合に適した双電極法である[2]．単電極法とは，筋の運動点上に関電極を，中枢側に不関電極を配置する方法である．運動点については，後で詳しく述べる．関電極には，電流密度を大きくするために面積の小さいものを，不関電極には，電流密度を小さくして刺激効果をもたせないよう面積の大きいものを使用する．また，前項で述べた極性興奮の法則により陰極側で筋収縮が生じることから，関電極を陰極とし，単相性パルス電流などを用いる．一方，双

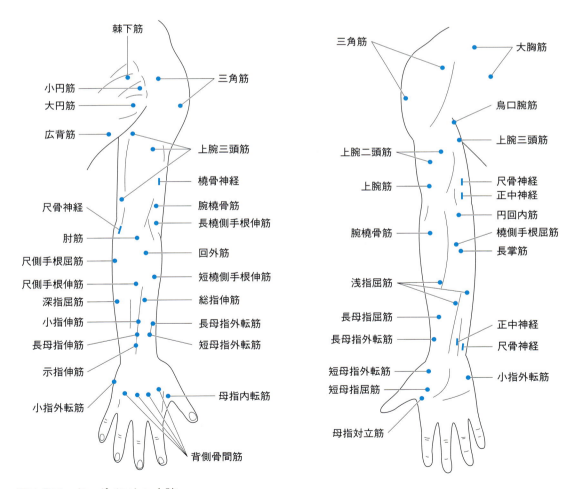

図7 ●モーターポイント：上肢

（蓮江光男．整形外科神経疾患ハンドブック．東京：南江堂；2000. p.201-4）[3]

電極法とは，同じ大きさの2つの電極を，筋の運動点を挟むように配置する方法である．単電極法と異なって極性の影響が少なく，二相性パルス電流などが用いられる．

また，配置する2つの電極の間隔は，電流の進路に影響する．2つの電極をより近い距離で配置すると電流はより浅層を進み，2つの電流をより離して配置すると電流はより深層も通過する．筋収縮を目的とした電気刺激の際は，2つの電極を筋の近位端と遠位端へ筋線維の走行に合わせて配置することで，より快適で有効な刺激の入力が可能となる．

d．運動点（モーターポイント）

筋には，電気刺激に対して最も反応しやすい部位が存在し，それを運動点（モーターポイント）とよぶ．筋を支配している神経の筋枝が筋に入りこむ部位に相当し，神経筋接合部が集まっている領域と考えられている．電気刺激で筋収縮を引き起こす場合，筋線維そのものを刺激するよりも，筋を支配する神経を刺激するほうが効率的に反応することから，神経が表層を走行する運動点は刺

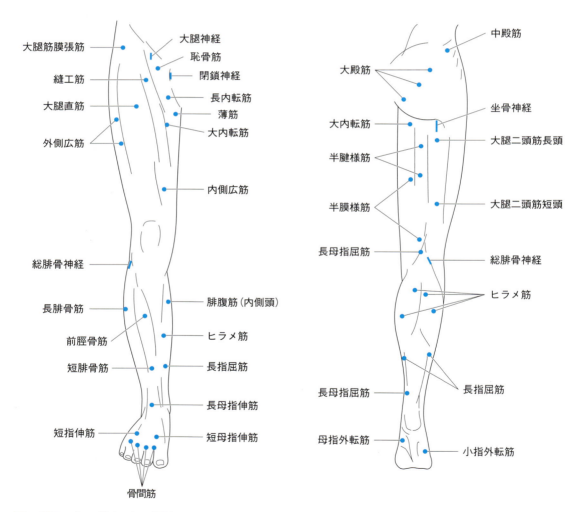

図8 ● モーターポイント：下肢
（蓮江光男．整形外科神経疾患ハンドブック．東京：南江堂; 2000. p.201-4)[3]

激電極を配置する際の指標となる．代表的な上下肢の運動点を図7, 8に示すが，その位置には個人差があり，症例毎に探索することが望まれる．

3 様々な効果を期待した電気刺激療法と刺激法

ここでは，電気刺激の適応や禁忌となる主な臨床症状について，簡略に述べる．

a. 電気刺激の適応[4]

1）中枢神経麻痺
脳血管障害や脊髄損傷などの中枢神経疾患によって生じた運動麻痺に対し，痙性の抑制や随意運動の促通，不動による関節拘縮や筋萎縮の予防の目的で用いられる．

2）末梢神経麻痺
末梢神経麻痺により脱神経となった筋に対して，神経の再支配が生じるまでの筋萎縮を予防する目的で用いられる．

3）廃用性筋力低下
安静臥床や不動に伴う廃用性筋力低下を呈した筋に対して，筋力増強の目的で用いられる．中枢神経疾患の非麻痺肢に対しても，同様の目的で用いられることがある．

4）疼痛
筋骨格系や神経性の疼痛に対し，鎮痛の目的で用いられる．鎮痛効果の生理学的機序としては，MelzackとWallによって提唱されたゲートコントロール理論（図9）や，広汎性侵害抑制調節や中枢からの下行性疼痛抑制経路，セロトニンやβエンドルフィンなどの内因性オピオイドペプチドによる疼痛伝達経路抑制などが考えられている．

5）末梢循環障害（浮腫）
末梢循環障害（主に浮腫）に対して，筋収縮のポンプ作用に伴う循環改善の目的で用いられることがある．

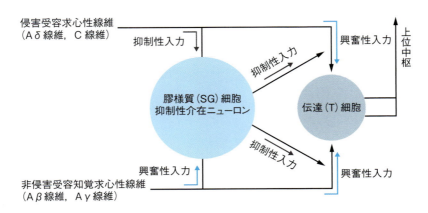

図9 ● ゲートコントロール理論に基づく疼痛調整のしくみ
非侵害受容知覚求心性線維への電気刺激により，抑制性介在ニューロンが活性化され，侵害受容求心性線維から伝達細胞への疼痛の伝達が抑制される．

6) 骨折

遷延治癒骨折に対し，骨芽細胞の増殖による骨癒合促進の目的で用いられることがある．

b. 電気刺激の禁忌[4]

①体内の電気的装置（心臓ペースメーカーなど）に誤作動が生じる部位
②妊娠中の女性の腰部や腹部
③悪性新生物の存在部位
④深部静脈血栓や血栓性静脈炎
⑤出血部位
⑥感染部位，結核，骨髄炎
⑦心疾患，不整脈，心不全を有する胸部
⑧眼や眼の近傍
⑨けいれん発作のある対象者の頭頸部
⑩専門的なトレーニングを受けずに行う頭蓋や生殖器への電気刺激

近年は，従来禁忌とされていた頸部・喉頭部への電気刺激が嚥下障害に対して認可されるなど，研究の推進により禁忌が適応へと拡大しつつある．

4 電気刺激の実施手順

最後に電気刺激の実施手順について，随意運動介助型電気刺激装置 IVES による手関節背屈筋群への電気刺激を例に述べる．

a. 機器と物品の準備

電気刺激に必要な機器と物品（刺激装置，電極，接続コード，アルコール脱脂綿など）を準備す

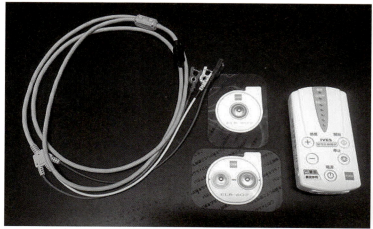

図10 ● IVES の刺激装置（右），表面電極（中央），コード（左）

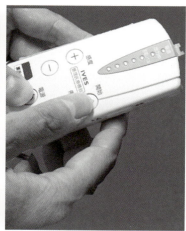

図11 ● 装置が正常に作動するか確認する

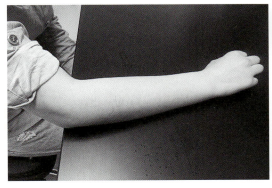
図 12 ●椅子座位で前腕部をテーブルにのせる

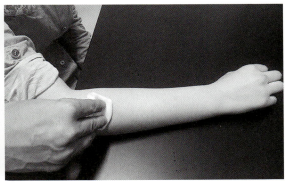
図 13 ●電極設置部位をアルコール脱脂綿で清拭する

る（図10）．

b．機器の安全確認

　刺激装置の作動とバッテリー残量，電極の状態（接着面の破損やゲル劣化の有無）など，機器の安全確認を実施する（図11）．

c．対象者・治療部位のポジショニング

　治療部位に合わせて，対象者を椅子座位または臥位にする．前腕部への電気刺激の場合は，対象者を椅子座位にして前腕部をテーブルや診療台にのせる（図12）．対象者が安楽な姿勢をとれるよう，テーブルや診療台の高さが低い場合は，前腕部の下に枕やタオルを挿入して補高するとよい．

d．皮膚の前処置

　電極を設置したい部位の皮膚を露出し，アルコール脱脂綿による清拭を行う（図13）．皮膚の電気抵抗を減らすため，皮膚を損傷させない範囲でしっかり皮脂や汚れを拭き取る．このとき，創傷や発赤の有無など，電気刺激前の皮膚の状態も確認しておく．

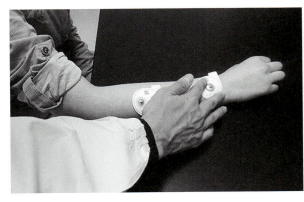
図 14 ●表面電極を設置する

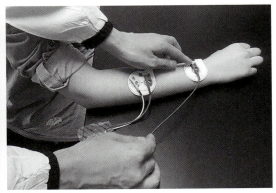
図 15 ●表面電極と刺激装置をコードで接続する

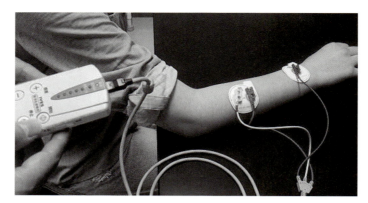

図 16 ●強度を徐々に上昇させ刺激を出力する

e．電極の設置

目的に応じた配置方法で，電極を刺激部位に設置する（図 14）．双電極法を用いて配置する場合は，運動点の探索を行ってから電極位置を決定するとよい．また，電極の固定が不十分であると，刺激出力低下や筋収縮に伴う電極位置のズレ，電極の剥がれに伴う電流密度の急上昇などが生じるため，ゴムバンドやサージカルテープを用いて電極の固定を強化してもよい．

f．電極と刺激装置の接続

刺激装置の電源が入っていないことを確認してから，電極と刺激装置をコードで接続する（図 15）．

g．刺激の出力

対象者に電気刺激の開始を合図してから，刺激装置の電源を入れ，ゆっくりと刺激強度を上昇させて電気刺激を出力する（図 16）．刺激強度は，痛みや治療部位の反応を確認しながら，少しずつゆっくりと変化させる．至適な刺激強度への設定が完了しても，治療中は対象者のそばを離れず，痛みや反応の観察を継続して行う．

h．片付け

治療が終了したら，刺激の出力を停止して刺激装置の電源を切る．次いで，電極からコードを外し，刺激装置との接続を絶つ．最後に電極を皮膚からゆっくりと剥がし，電気刺激後の皮膚の状態を確認する．

■ 文献

1) Cameron MH, 編著. 渡部一郎, 監訳. 普及版 EBM 物理療法. 2 版. 東京: 医歯薬出版; 2006. p.234-72.
2) Cargo PE, Peckham PH, Thrope GB. Modulation of muscle force by recruitment during intramuscular stimulation. IEEE Trans Biomed Eng. 1980; 27: 679-84.
3) 蓮江光男. 整形外科神経疾患ハンドブック. 東京: 南江堂; 2000. p.201-4.
4) 網本　和, 他. In: 菅原憲一, 他編. 標準理学療法学. 物理療法学. 4 版. 東京: 医学書院; 2013. p.100-12.

〈石尾晶代　村岡慶裕〉

II. 神経生理各論　2. 電気刺激

C 電気刺激の応用

Key words

治療的電気刺激（TES），随意運動介助型電気刺激装置（IVES），HANDS療法，脳卒中，機能回復

　電気刺激は，体表からの神経や筋に対する刺激により神経活動を賦活させることができる．この特性を活かし，脳卒中や脊髄損傷など中枢神経損傷後のリハビリテーション手法として用いられる．具体的な効果として，運動機能[1]や同時収縮などの異常な筋緊張[2]の改善などが知られている．

　電気刺激が生体に及ぼす効果には，刺激によって生じる神経活動が重要な役割を果たしている．例えば，体表から電気刺激を与えると，ピリピリとした感覚が起こることを経験する．これは，電気刺激によって感覚神経を刺激することで誘導される神経活動が脊髄における神経ネットワークを通じ，大脳皮質に到達するために生じる現象である（図1）．このような電気刺激により得られる生理学的な反応を活かし，リハビリテーションへ応用している．

　電気刺激を実際のリハビリテーションで適用するには，対象の病態を理解し，電気刺激によって生じる中枢神経系の変化を知っておくことが重要である．本邦で広く普及している電気刺激として，治療的電気刺激（therapeutic electrical stimulation：TES）があり，麻痺筋や異常な緊張を呈した筋の拮抗筋に対して適用されている．一方，近年では，TESと随意的な運動や課題を組み合わせることで，より高い治療効果が得られることが知られている[3]．さらに，随意的な筋活動量に応じて電気刺激強度が制御される随意運動介助型電気刺激装置（integrated volitional control electrical stimulator：IVES）[4]やIVESと手関

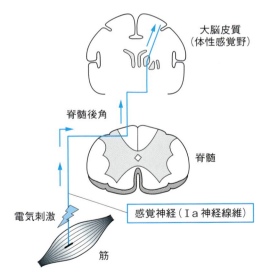

図1 ● 電気刺激による体性感覚の誘導
電気刺激により感覚神経（Ⅰa神経線維）が刺激されることで神経活動が生じ，脊髄後角を通り上行し，視床を経由して体性感覚野に到達することで，電気刺激を知覚する．

節固定装具を組み合わせたHANDS（hybrid assistive neuromuscular dynamic stimulation）療法[5]による治療が提案されている．本稿では，TESが中枢神経系に与える影響について神経生理学的な観点から解説した後に，TES，IVES，HANDS療法の臨床における適用とその効果について述べる．

1　治療的電気刺激（TES）が中枢神経系に与える効果

中枢神経系は，大きく脳と脊髄に分けられる．刺激電極を体表に貼りTESを施行すると，神経の直径が太い感覚神経（Ⅰa神経線維）から神経活動が誘導される．その後，感覚神経を伝わった神経活動の信号は脊髄後角に入り，感覚性伝導路を上行して視床，体性感覚野へと到達する（図1）．一方，TESの刺激強度を高くした場合には，同時に運動神経についても刺激することが可能である．TESにより運動神経で生じた神経活動は神経筋接合部に到達して，神経伝達物質（アセチルコリン）を放出する．アセチルコリンは筋肉細胞を脱分極させて，活動電位を発生させることで，筋収縮を引き起こす．

TESが脳に与える影響については，経頭蓋磁気刺激法（transcranial magnetic stimulation：TMS）[*1]や機能的磁気共鳴画像法（functional magnetic resonance imaging：fMRI）[*2]などを用いて検討されている．TMSを用いた研究では，TESを数分から数時間通電することで，一次運動野から脊髄における神経ネットワークの興奮性が増大することが報告されている[6]．さらにTESによる脳活動の変化として，一次運動野をはじめとする運動関連脳領域や視床，体性感覚野などが賦活することがfMRI研究から明らかになっている[7]．すなわち，TESを一定期間行うことで，この神経ネットワークを賦活し，一次運動野における皮質内の介在ニューロンや錐体細胞の閾値，リクルートメントの変化，さらには伝達効率の増加などに影響を与えると考えられる．これらの神経ネットワークの賦活は，目的とした運動を効率よく遂行するために重要である．脳卒中後には，損傷した脳周辺領域の活動低下，非損傷半球からの損傷側半球への抑制増加などにより，運動の遂行が困難になる．そのため，随意性が低下した筋（麻痺筋）の神経や筋に対してTESを適用することで，上述した皮質から脊髄における神経ネットワークの賦活が可能となり，目的とした運動が遂行しやすい状態になると考えられる．

TESは，脳だけでなく脊髄における神経ネットワークにも影響を与えることが知られている．脳卒中や脊髄損傷後の病的な症状として，随意性の低下や痙縮[*3]があげられる．随意性が低下している主動作筋（麻痺筋）に対するTESは，随意性向上および拮抗筋の痙縮の減弱をもたらす．この効果の機序の1つとして，脊髄における神経ネットワークの改善が関与していると考えられている．

[*1] 経頭蓋磁気刺激法（TMS）：急激な磁場変化によって弱い電流を脳皮質の介在ニューロンに引き起こすことで運動神経を興奮させ，非侵襲的に中枢神経系の活動を評価する手法．

[*2] 機能的磁気共鳴画像法（fMRI）：磁場変動を利用して，脳や脊髄の活動に関連した血流動態の反応を画像化することで，中枢神経系の活動を評価する手法．

[*3] 痙縮：筋の他動的伸張に伴う抵抗の増大．腱反射亢進を伴った緊張性伸張反射の速度増加に依存した運動障害であり，伸張反射の亢進の結果生じる上位運動神経症候群の一徴候である．

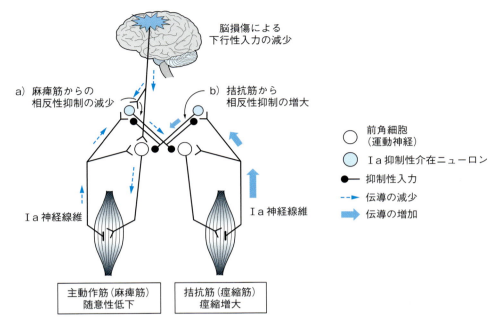

図2● 脳卒中後に生じる脊髄神経ネットワーク変化の一例
a：一次運動野からの下行性入力の減少による麻痺筋の随意性低下により拮抗筋（痙縮筋）へのⅠa抑制性介在ニューロンを介した抑制（相反性抑制）が減少する．さらに一次運動野からⅠa抑制性介在ニューロンへの入力も減少することで，拮抗筋の痙縮が増大する．
b：活動が高まった痙縮筋は抑制性介在ニューロン（相反性抑制）を介して麻痺筋の運動神経を抑制し，随意性を低下させる．

　脊髄では，主動作筋からの抑制性介在ニューロンを通じて，拮抗筋における運動神経および抑制性介在ニューロンを抑制する神経ネットワークが構築されている．この抑制性神経ネットワークは2シナプス性Ⅰa相反性抑制とよばれている．脳卒中や脊髄損傷後では，随意性が低下している主動作筋（麻痺筋）から拮抗筋（痙縮筋）への抑制が減少し，痙縮が増強する（図2a）．さらに，活動が高まった痙縮筋は抑制性介在ニューロンを通して，主動作筋を抑制する（図2b）．そのため，随意性が低下している主動作筋は，さらに筋活動が困難となる．これら相反性抑制の障害は，随意性の低下や痙縮と関連し，歩行など動作時において適切な時相での適切な筋活動を阻害すると考えられる．
　TESを随意性が低下している主動作筋（麻痺筋）やその筋の支配神経に与えることで，対象筋の2シナプス性Ⅰa抑制性介在ニューロンを介して，拮抗筋の運動神経を抑制（相反性抑制）する（図3a）．さらに，麻痺筋の2シナプス性Ⅰa抑制性介在ニューロンは，相互抑制により，拮抗筋のⅠa抑制性介在ニューロンを抑制する．その結果，TESは拮抗筋から麻痺筋への相反性抑制を抑制（脱抑制）し，麻痺筋の運動神経の神経活動を高めることで，主動作筋の随意運動を促通する（図3b）．

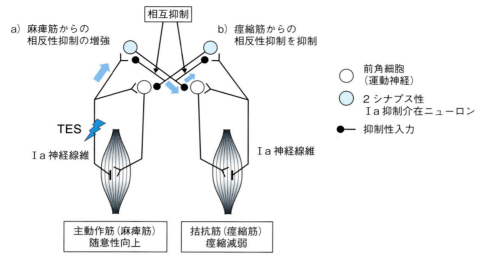

図3● TES が脊髄神経ネットワークに与える効果
a: 主動作筋（麻痺筋）へのTESは2シナプス性Ⅰa抑制性介在ニューロンを介して抑制（相反性抑制）を増強し，拮抗筋（痙縮筋）の運動神経を抑制することで，痙縮を軽減する．
b: さらに痙縮筋から麻痺筋への相反性抑制を相互抑制を介して抑制（脱抑制）することで，主動作筋の随意運動を促通する．

2　臨床応用：TES，IVES，HANDS療法

a. 治療的電気刺激（TES）

　TESは，中枢神経疾患後の麻痺筋に対して随意的な運動の改善や，痙縮が高く動作を阻害する筋の拮抗筋に対して痙縮減弱を目的として用いられていることが多い．臨床では20分程度のTESにより，随意性向上および痙縮の減弱をもたらし，その効果には，脊髄における相反性抑制の改善や脳からの下降性入力の増大の関与が示唆されている．

　TES後には，これら中枢神経ネットワークにおいてシナプスの伝達効率が一時的に向上し，数時間程度持続することが知られている．この現象は，carry over 効果とよばれている．しかしながら，TES 終了後には，その効果は実施前の状態にもどり，carry over 効果は消失すると考えられている．したがって，carry over 効果を保持し，定着させるためには，TES 終了後にシナプスの伝達効率が向上した状態で，この神経ネットワークを反復して使用することで運動を学習していくことが必要である．特に脳卒中患者においては，脳損傷による運動麻痺などにより運動課題の達成が困難である．この麻痺を回復させ，機能や能力を向上するためには，脳や脊髄の中枢神経ネットワークでの回復が重要であり，そのためには，反復した随意運動を行うことが必須である．

　筆者ら[8]は，TESと随意運動を同時に行うことで，TESのみと比較し，一次運動野からの脊髄への下行性入力が増大することを報告した．さらにTESと随意運動の反復によりcarry over 効果がより長く持続することが知られている[9]．Bhattら[10]は，脳卒中患者においてTESと随意運動を組み合わせることが，個々の治療よりも中枢神経ネットワークの再構築に有効であることを示唆している．その機序としては感覚運動野における神経ネットワークの再構築がTESと随意運動を

組み合わせることにより増強されると考えられている．したがって，運動機能や動作能力を改善するためには，TESを単独で用いるだけなく，TESと随意運動を併用することが必要と考えられる．

b. IVES, HANDS療法

IVESは，筋活動量に応じて電気刺激の強度が制御される装置[4]である．電気刺激の強度が筋活動量に応じて制御されることによって，TESとは異なり，目的とした運動や動作を電気刺激がアシストする（図4）．したがって，目的とした随意運動と同時に電気刺激を行う治療が可能である．表1に，IVESとTESで使用される従来の電気刺激装置との機能における相違を示す．

IVESは，①麻痺筋の随意運動の促通，②痙縮筋の減弱，③随意運動のアシスト，④バイオフィードバック[*4]の複合機能を有している．まず安静時には，刺激電極から麻痺筋に電気刺激を知覚する程度の微弱な電気刺激を与えることで随意運動の促通が可能である．電気を知覚する強度の刺激は，感覚神経（Ⅰa神経線維）の神経活動を賦活し，1つのシナプスを介して対象筋の運動神経に到達する．この信号と同時に，随意運動によって一次運動野から下降してくる神経信号が同一の運動神経に到達することで，より多くの運動神経が興奮する（図5）．さらに，TESの効果として，一次運動野から脊髄における神経ネットワークを賦活する[8]．すなわち，IVESは麻痺筋の随

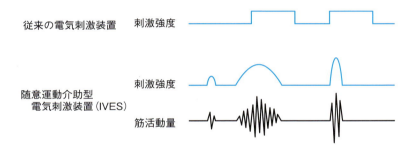

図4 ● 従来の電気刺激装置とIVESの電気刺激制御の相違
　従来の電気刺激装置では，事前に設定された刺激の強度を繰り返す．IVESでは，筋活動量に比例して電気刺激の強度が変化する．

表1　従来の電気刺激装置と随意運動介助型電気刺激装置（IVES）の機能

	従来の電気刺激装置	随意運動介助型電気刺激装置（IVES）
刺激のタイミング	設定した間隔でon-offを繰り返す 筋活動と無関係	筋活動に応じて刺激される
刺激強度	初期設定の強度	安静時：筋収縮閾値下の強度 筋収縮時：筋活動量に比例して変化
刺激および記録電極	1対の刺激電極	刺激電極と記録電極が同一
治療時間	初期の設定時間 （一般的に20〜30分程度）	長時間の使用が可能
使用場面	訓練場面での使用が多い	日常生活場面での使用が可能

[*4] バイオフィードバック：通常では知覚できない生体の信号（脳波，筋電図，心電図など）を，知覚できる情報に変換し対象者へ与えることで，自らの制御を促す方法．

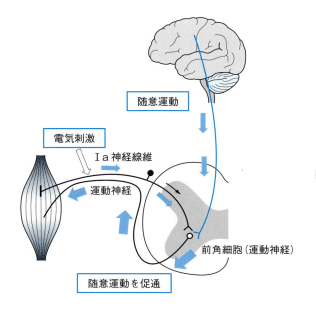

図5 ●電気刺激と随意運動による随意運動の促通
電気刺激によって感覚神経（Ⅰa神経線維）の神経活動を賦活し，単シナプスを介して対象筋の運動神経に到達する．この信号と同時に，随意運動によって一次運動野から下行性入力が同一の運動神経に到達することで，より多くの運動神経が興奮する．

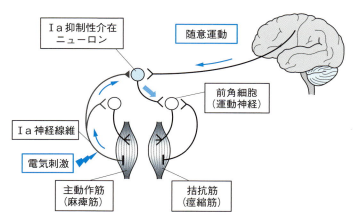

図6 ●電気刺激と随意運動による相反性抑制の増強
主動作筋（麻痺筋）に電気刺激を行うことで，Ⅰa抑制性介在ニューロン（相反性抑制）を賦活する．さらに随意運動を同時に行うことで，一次運動野からⅠa抑制性介在ニューロンへの入力が増大し，相反性抑制が増強する．

意運動の促通が可能である．

　麻痺筋への電気刺激は，脊髄における神経ネットワークであるⅠa抑制性介在ニューロンを介して，拮抗筋（痙縮筋）の運動神経を抑制することで，痙縮筋の過剰な緊張を減弱する．さらにⅠa抑制性介在ニューロンは，一次運動野をはじめとする上位中枢からの投射を受けており，随意運動を組み合わせることで相反性抑制を増強し，痙縮筋を抑制する（図6）．

　IVESは，筋活動が検出されると，筋活動量に比例した電気刺激を与えることで，運動麻痺を呈した患者の不十分な随意運動を介助し，目的とした動作の遂行を可能にする．この状態で動作を反復することで，運動学習を促進する．筋活動が検出されない場合には，電気刺激により筋収縮が生

じないため，日常生活場面も含めた長時間の治療が可能である．この長時間の集中的な麻痺肢使用は，脳卒中後の機能回復に非常に重要である[1]．

また，筋活動を検出するための電極と刺激電極が同一であるため，必ず対象筋も含めて電気刺激を与えることができることから，感覚フィードバックが強化され，随意収縮と弛緩の制御の訓練が可能となる．これら脳からの運動指令と電気刺激により介助された随意運動は，末梢からの体性感覚入力増加と麻痺肢の随意運動の促通が，相乗効果をもって神経ネットワークの再構築に寄与すると考えられる[10]．また，電気刺激と随意収縮を同時に行っている最中の脳活動は，電気刺激単独より小脳の活動が高まり，随意運動のみと比較して二次体性感覚野の活動が低下することが報告されている[11]．これらの脳活動は，電気刺激と随意運動を同時に行うことによる運動学習を促進する効果メカニズムを示唆していると考えられる．

HANDS療法は，IVESと手関節固定装具を併用して，日常生活場面も含めた8時間の治療介入を行う手法である[5]．手関節固定装具は，手指や手関節の痙縮を軽減し手指の動きを改善することが報告されている[12]．IVESの適用より重度な，手指の伸展が不十分な中等度から重度の運動麻痺を呈する片麻痺患者において適用される．

c. TES，IVES，HANDS療法の適用

TESを適用する場合には，運動との組み合わせがより高い治療効果が得られることを考慮すると，随意的な筋収縮が困難な重度運動麻痺（例えば，運動を伴わないわずかな筋収縮が可能または弛緩性運動麻痺）が適用であると考える．重度な運動麻痺患者では，TESを反復して使用することで，筋萎縮が改善し，筋肉の収縮が出現する場合がある．またTESは，感覚運動野を賦活させることが知られており[7]，反復してTESを行うことで，損傷した脳や脊髄の神経ネットワークの回復を促せる可能性がある．

IVESは，筋活動量に応じて電気刺激が制御されるため，筋収縮が起こらない微弱な電気刺激が与えられた状態で，麻痺筋の随意筋活動を認められることが必要である．随意収縮がわずかにでも検出できれば，それを促通する効果があるため，麻痺側機能の改善を期待することができると考えられる．筋収縮が起こらない微弱な電気刺激を与えても，随意筋活動が認められない場合には，TESを反復して施行することにより，筋萎縮が改善し，随意筋活動を検出できるようになる場合がしばしばみられる．そのため，TES後の改善に合わせてIVESを用いることも可能である．

HANDS療法は，IVESの適用と比較し，痙縮が高く重度な運動麻痺を呈した患者が適用になると考える．長時間のIVES使用やHANDS療法の注意事項として，筋疲労や精神的な疲労を伴うことが多く，患者の状態や訴えに注意を払い，医師の処方のもとで，治療を行っていくことが必要である．

d. IVESとHANDS療法の効果

IVESには，日常生活場面も含めた，長時間の使用が可能という特徴がある．われわれは，その特徴を活かし，運動麻痺の軽度な慢性期脳卒中片麻痺患者（手指の屈曲伸展が不十分）の前腕部の橈側手根伸筋および総指伸筋に対してIVESを適用し，1日6時間で5日間の治療介入を行った[13]．その結果，5日間という短期間の介入であったが，1日6時間という長時間のIVES使用に

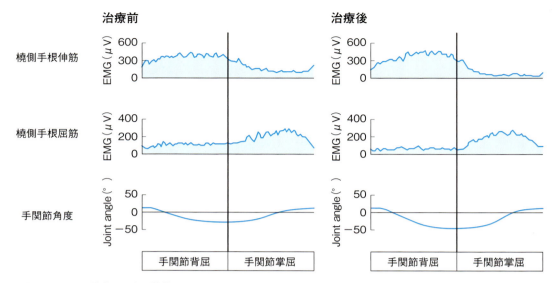

図7 ● IVES 前後の手関掌背屈運動時の筋活動と関節角度の変化（Yamaguchi T, et al. Keio J Med. 2011; 60: 90-5）[13]
治療前後で，橈側手根伸筋と橈側手根屈筋において，主動作筋活動時に拮抗筋の異常な筋活動が減少した．

より Fugl-Meyer assessment 上肢項目，手関節の関節可動域，nine-hole peg test などの上肢の運動機能の改善を認めた．筋電図評価においても，随意性向上や相反性抑制の促進などが認められており（図7），神経ネットワークの改善と上肢運動機能の改善が密接に関与していると考えられた．

IVESは，単体での治療だけでなく，他の治療手段と併用することで，さらに適用が拡大する可能性がある．Hara ら[14]は，慢性期の脳卒中外来患者の麻痺側上肢に対し，痙縮の強い手関節屈筋群に神経筋ブロックを実施後に，前腕伸筋群にIVESを適用し，上肢運動機能の改善を示した．さらに，外来患者のホームプログラムとして，IVESを使用することにより，麻痺側上肢運動機能の改善を報告している[15]．

HANDS 療法は，IVESと手関節固定装具を併用することで，重度な運動麻痺を呈した患者においても治療が可能である．Fujiwara ら[5]は，発症後6カ月以上経過した維持期脳卒中片麻痺患者20例において21日の使用により麻痺側上肢運動機能の有意な改善を認めたとしており，その効果は治療終了後3カ月が経過したときにも持続していたと報告している．同時に，神経生理学的評価によって麻痺側前腕屈筋群への相反性抑制やシナプス前抑制の改善，手指伸展筋群における損傷半球での皮質内抑制の脱抑制を認めたと報告している．この結果は，HANDS療法を重度な運動麻痺を呈する患者へ適用することで，これまで回復が困難とされていた重症患者の運動機能の改善と神経ネットワークの再構築が可能であることを示している．さらに Shindo ら[16]は，発症後60日以内の回復期脳卒中片麻痺患者に対してHANDS療法を3週間施行し，手関節固定装具のみを使用した患者群と比較し，麻痺側手指機能の有意な改善を認めたことを報告している．HANDS療法は，脳卒中後の回復段階においても，通常のリハビリテーションに加えて上肢運動機能の回復が促せる可能性がある．

おわりに

本項では,電気刺激の応用として TES, IVES, HANDS 療法について概説した.電気刺激の治療効果は,運動機能の評価とともに,神経生理学的評価によって確認されてきている.

しかしながら電気刺激は,それ単独の治療法として用いるのではなく,対象疾患,時期,使用法を明確にし,運動学や解剖学,そして神経生理学などの適切な知識に基づいて,様々な治療プログラムに組み入れて,治療の一手段として活用していくことが重要である.

■ 文献

1) Langhorne P, Coupar F, Pollock A. Motor recovery after stroke: a systematic review. Lancet Neurol. 2009; 8: 741-54.
2) Sahin N, Uqurlu H, Albayrak I. The efficacy of electrical stimulation in reducing the post-stroke spasticity: a randomized controlled study. Disabi Rehabil. 2012; 34: 151-6.
3) Laufer Y, Elboim-Gabyzon M. Does sensory transcutaneous electrical stimulation enhance motor recovery following a stroke? A systematic review. Neurorehabil Neural Repair. 2011; 25: 799-809.
4) Muraoka Y, Tanabe S, Yamaguchi T, et al. Specifications of an electromyogram-driven neuromuscular stimulator for upper limb functional recovery. Conf Proc IEEE Eng Med Biol Soc. 2013; 1: 277-80.
5) Fujiwara T, Kasashima Y, Honaga K, et al. Motor improvement and corticospinal modulation induced by hybrid assistive neuromuscular dynamic stimulation (HANDS) therapy in patients with chronic stroke. Neurorehabil Neural Repair. 2009; 23: 125-32.
6) Chipchase LS, Schabrun SM, Hodges PW, et al. Peripheral electrical stimulation to induce cortical plasticity: a systematic review of stimulus parameters. Clin Neurophysiol. 2011; 122: 456-63.
7) Blickenstorfer A, Kleiser R, Keller T, et al. Cortical and subcortical correlates of functional electrical stimulation of wrist extensor and flexor muscles revealed by fMRI. Hum Brain Mapp. 2009; 30: 963-75.
8) Yamaguchi T, Sugawara K, Tanaka S, et al. Real-time changes in corticospinal excitability during voluntary contraction with concurrent electrical stimulation. PLoS One. 2012; 7: e46122.
9) Khaslavskaia S, Sinkjaer T. Motor cortex excitability following repetitive electrical stimulation of the common peroneal nerve depends on the voluntary drive. Exp Brain Res. 2005; 162: 497-502.
10) Bhatt E, Nagpal A, Greer KH, et al. Effect of finger tracking combined with electrical stimulation on brain reorganization and hand function in subjects with stroke. Exp Brain Res. 2007; 182: 435-47.
11) Iftime-Nielsen SD, Christensen MS, Vingborg RJ, et al. Interaction of electrical stimulation and voluntary hand movement in SII and the cerebellum during simulated therapeutic functional electrical stimulation in healthy adults. Hum Brain Mapp. 2012; 33: 40-9.
12) Fujiwara T, Liu M, Hase K, et al. Electrophysiological and clinical assessment of a simple wrist-hand splint for patients with chronic spastic hemiparesis secondary to stroke. Electromyogr Clin Neurophysiol. 2004; 44: 423-9.
13) Yamaguchi T, Tanabe S, Muraoka Y, et al. Effects of integrated volitional control electrical stimulation (IVES) on upper extremity function in chronic stroke. Keio J Med. 2011; 60: 90-5.
14) Hara Y, Ogawa S, Muraoka Y. Hybrid power-assisted functional electrical stimulation to improve hemiparetic upper-extremity function. Am J Phys Med Rehabil. 2006; 85: 977-85.
15) Hara Y, Ogawa S, Tsujiuchi K, et al. A home-based rehabilitation program for the hemiplegic upper extremity by power-assisted functional electrical stimulation. Disabil Rehabil. 2007; 11: 1-9.
16) Shindo K, Fujiwara T, Hara J, et al. Effectiveness of hybrid assistive neuromuscular dynamic stimulation therapy in patients with subacute stroke: a randomized controlled pilot trial. Neurorehabil Neural Repair. 2011; 25: 830-7.

〈齊藤 慧　山口智史〉

II. 神経生理各論　3. 脳波

A　脳波とは何か？

Key words

脳波計，脳機能，周波数，デジタル信号，BMI

　脳には約140億個の神経細胞がある．脳波は，時々刻々と変化する神経細胞の自発的電気的活動を頭皮上の皿電極から導出した波形である．電位は数十μVと微弱で，脳波計で微小電位を数万倍〜100万倍くらいに増幅して記録する（図1）．脳波を利用して脳の発達・成熟の程度や，覚醒〜睡眠，意識水準などを推測することができる．眼を開ける，会話を聞く，考える，眠くなるなど，脳機能の状態が変化すると脳波はそれを鋭敏に検出する（図2）．脳波は被検者の心身に負担をかけずに脳機能を客観的に評価できる安価で簡便かつ繰り返し検査できる脳機能測定法である[1]．

1　脳波の発生機序

　脳波の発生には脳幹網様体賦活系，視床，大脳皮質が関与している．視床非特殊核のインパルス

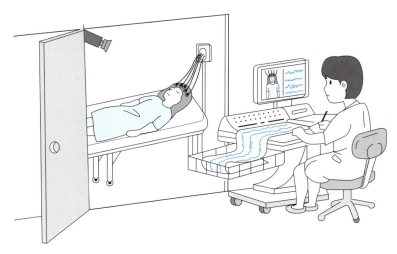

図1 ●脳波検査の様子
被検者に装着した電極リード線から脳波計に入力された信号がコンピュータ内部で処理され波形としてディスプレイや記録紙に出力される．

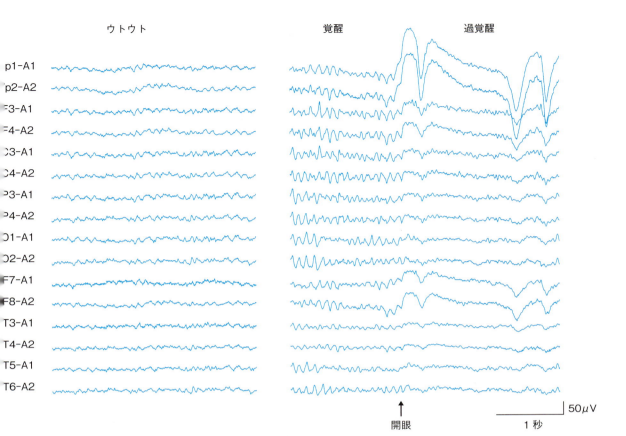

図 2 ● 脳機能の状態変化と脳波変化
左図はウトウト眠い状態を示す．
右図は覚醒しているときにα波が出現し，開眼することで過覚醒となりα波が抑制されている．

により大脳皮質V層にある大錐体細胞に生じる興奮性および抑制性シナプス後電位の総和が脳波である．電気的には深部の細胞体と表層の尖端樹状突起で電流双極子を形成し，多数の錐体細胞が同期して生じる電場変化が脳波となる．錐体細胞群の深部の細胞体に過分極状態または樹状突起に脱分極が生じると，皮質表面は陰性電位となる（図3）．その逆の場合は，皮質表面が陽性電位となる．

脳波のリズムは視床で形成され，視床の抑制性介在ニューロンの反回抑制が興奮・抑制リズムを形成する（広汎性視床・皮質投射系）．さらに視床は脳幹網様体賦活系の影響を受けるため，脳波は覚醒・睡眠状態や意識レベルにより変化する（図4）[2,3]．

大脳皮質で発生した脳波は軟膜，髄液，くも膜，硬膜，頭蓋骨，頭皮などを伝播することで，減衰されながら頭皮上で記録される（図5）[4]．特に頭蓋骨の影響が大きく，通常みている脳波は皮質電位の1/5〜1/10の大きさとなる．つまり，電極付近の皮質で合成された波が少しだけ頭皮上に出てきたところを電極で拾っていることになる．

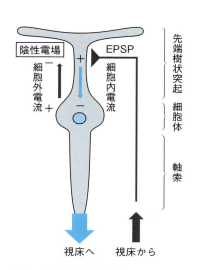
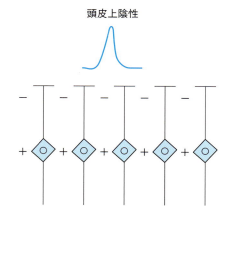

図3 ● 脳波の発生機序

脳波の発生源は視床非特殊核のインパルスにより大脳皮質Ⅴ層にある大錐体細胞に生じる興奮性および抑制性シナプス後電位である．多数の錐体細胞が同期して生じる電場変化の総和が脳波の主成分である．

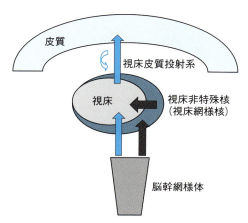

図4 ● 脳波のリズム形成

脳波のリズムは視床で形成され，視床の抑制性介在ニューロンの反回抑制が興奮・抑制リズムを形成する．さらに視床は脳幹網様体賦活系の影響を受けるため，脳波は覚醒・睡眠状態や意識レベルにより変化する．

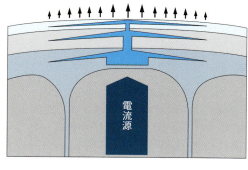

図5 ● 容積導体による脳内電場の変化（Jayakar P, et al. J Clin Neurophysiol. 1991; 8: 414-31 [4] より改変）

頭皮上では電位の減弱と分布の拡散が生じる．

■ 表1 ■ 脳波の分類

脳波の構成成分は周波数によって分類される．

δ波（デルタ波）	0.5〜3Hz（4Hz 未満）	徐波（slow wave）
θ波（シータ波）	4〜7Hz（8Hz 未満）	
α波（アルファ波）	8〜13Hz（14Hz 未満）	
β波（ベータ波）	14〜30Hz *14〜17Hz（18Hz 未満）は中間速波	速波（fast wave）
γ波（ガンマ波）	30Hz を超える周波数	

2　脳波の構成成分

　脳波の構成成分は周波数によって分類されており，視察判定可能な範囲はδ波，θ波，α波，β波に大別される．δ波とθ波を徐波とよび，β波以上の周波数成分は速波とよばれる（表1）[5]．脳波の振幅は谷から山までの高さをいい，通常は5〜150μVである．

　脳機能には様々な状態（覚醒，睡眠など）があり，それぞれ構成する周波数帯域の成分がわかっているため，周波数を分類することは脳波を判読する過程でもっとも基本的であり重要な作業である．例えば，成人において「目を閉じてリラックスしている状態」では両側の後頭部優位に10 Hz程度のα波が連続して律動的に出現する（優位律動）．しかし，「うとうとまどろんでいる状態」ではα波はみられず，5〜6 Hz程度のθ波が非律動的に出現する．

3　脳波で何がわかるか？

　脳腫瘍，脳血管障害など器質性変化の検出にはMRIやCTなどの画像診断が優れている．しかし，形態的異常と脳機能障害とは必ずしも相関しないため，双方併せて評価する必要がある．右半球の手の運動野が過剰に興奮すれば脳波にスパイクが生じ，臨床的には左手のけいれんという症状が起こる．しかし画像検査では異常がないことはしばしば経験される．このように脳波異常から臨床症状の原因の一端を推察することができる．また，脳波は画像検査に比しはるかに高い時間解像度（ミリ秒）を持っている．脳機能を経時的に観察できるため中枢神経疾患（特にてんかん），代謝性や低酸素などによる脳症，意識障害，睡眠障害の診断に必要不可欠である．

　以下に主なものを記載するが詳細は「II-3-C 脳波の臨床応用」の項を参照されたい．

1）てんかん波形の有無

　てんかんは脳内の神経細胞の過剰興奮によって起こる．脳波では突発性の波として出現し，この放電をスパイクとよぶ．発作中は100％放電が起こるが，発作のないときでも間欠的に小さな放電を起こしている．しかし，1回の通常脳波検査だけではてんかん放電を捕捉できず診断ができない場合もある．脳波の検査回数を重ねるほどてんかん放電の記録される割合が増えるといわれている[6]．てんかん治療薬の効果があるとてんかん波は減少するので，その評価に脳波は欠かせない．

2）脳機能低下の評価

　脳機能が低下すると，優位律動の周波数が遅くなり，広汎性に徐波が混入する．機能低下が進む

とより遅い徐波が出現し，脳波所見と敏感に相関する．脳機能低下を起こす疾患として，脳循環障害などの脳虚血性疾患，代謝性脳障害，薬物中毒，脳症，脳炎などがある．

3）意識障害の有無

軽度意識障害（JCS 1 桁〜 2 桁）の場合は優位律動の周波数が遅くなったり，広汎性の徐波化が起こる．したがって，脳波から意識障害の程度を客観的に把握することができる．一方，脳機能低下によらない，例えば心因性の意識障害などでは徐波化が起こらないのでその鑑別に有用である．

4）局所性脳障害の有無

脳機能低下である所見が限局性に出現する．その際，周波数や出現形式は障害程度を表す目安となる．脳挫傷，腫瘍，血腫，脳梗塞，変性疾患，脳炎などで脳実質に障害があれば，その部位から δ 波，θ 波，スパイクなどの異常波が出現する．その異常が持続的である，周波数が遅い，振幅が高い程，障害度が強い．

5）睡眠異常の把握

終夜睡眠検査を行うことにより睡眠の深さの程度や推移を調べることで睡眠障害の原因解明ができ，その治療に役立つ．脳疾患では睡眠パターンが変化する．ナルコレプシーや睡眠時無呼吸症候群などの診断には欠かせない．

6）脳死判定

脳死のとき，脳波はほぼ平坦になる．通常感度 5 倍で 3μV 以上の活動があればそれは脳波とみなすが，3μV 未満であれば雑音とし，脳波はないものと判定する．さらに 6 時間後（小児では 24 時間後）に同じ条件で測定して電位が認められなければ大脳電気的無活動（平坦脳波）と判定する．脳の電気的活動がないことを確認するには雑音対策，高度の検査技術が必要である．

4 脳波のリハビリテーション分野への応用

最近，リハビリテーション分野への脳波の応用としてブレインマシンインタフェース（Brain-Machine Interface：BMI）という技術が注目されている[7]．これは脳波の信号を利用して脳卒中などの後遺症で身体機能の一部が麻痺した患者の運動機能を回復させようとするものである．例えば手を動かそうとする運動をイメージしたときの脳波を記録し，周波数などを詳細に解析する．その情報をもとに手の運動に特徴的なパターンを検出し，患者さんの手に装着した装置に送信すると麻痺した手が動くという仕組みである．今後のリハビリテーション分野への応用が期待されている．

おわりに

脳波で何をみたいのか，何を知りたいのか，そのためにどういう所見を評価しなくてはならないのかについて基本的事項を解説した．単なる波形分析ではなく，脳波所見を判読することで，そこから脳機能を推測できるので，脳機能計測ツールとして活用して欲しい．

■ 文献

1) 飛松省三. 脳波検査の基礎知識. Medical Technology. 2014; 42: 530-6.
2) 飛松省三. 臨床神経内科学. (印刷中).
3) 加藤元博. 脳波の発現機構. Clinical Neuroscience. 1995; 13: 262-5.
4) Jayakar P, Duchowny M, Resnick TJ, et al. Localization of seizure foci: pitfalls and caveats. J Clin Neurophysiol. 1991; 8: 414-31.
5) 大熊輝雄. 臨床脳波学. 5版. 東京: 医学書院; 1999. p.80-2.
6) 日本神経学会. てんかん治療ガイドライン2010. 東京: 医学書院; 2010. p.17-9.
7) 正門由久, 牛場潤一. 総合リハビリテーション. 2010; 38: 1019-24.

〈酒田あゆみ　飛松省三〉

Ⅱ．神経生理各論　3．脳波

B 脳波の用い方

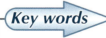

電極配置法，導出法，賦活法，雑音対策

1 前日までに

検査室や脳波計などの機器の状態，および電極の貼り付けや清拭のための消耗品（電極糊や酒精綿など）の確認をする．

患者や家族にはあらかじめ脳波検査の目的や内容，すすめ方などの説明を行い，不明点の解決や不安の解消に努める．睡眠が必要な検査にあたっては，速やかな入眠をうながすため検査前に睡眠をとらないよう患者へ伝えておく．また，前日の過度の飲酒や当日の飲酒もさけ，検査前に排尿排便を済ませるようにしてもらう．常用の薬剤情報および当日の服用状態についても確認し，判読のミスリードを防ぐため検査担当者や判定医へ知らせておく．

2 検査環境

検査は，環境ノイズの混入を防ぐため電磁的に遮蔽された室内（シールドルーム）にて実施する．通常は仰臥位で行うため室内にベッドを用意し，このとき，交流ノイズ対策のため壁や電源，電灯から離して設置する．また，電極のリード線をまとめるなどして電磁誘導によるノイズ混入を防ぐ．

検査時には，患者が一貫して安静状態を維持しやすい落ち着いた環境づくりに努める．たとえば，発汗や体動によるアーチファクトが検査データへ混入しないよう室内の温度や湿度，照度を調整し，検査目的外の行動や精神活動を生じないよう検査に無用の物品や装飾をできる限り取り除く．ただし，対象が小児の場合はその限りでない．ぬいぐるみや絵を飾るなど患児の不安を取り除く工夫をする．また，乳児の場合は，安静状態を保つため保護者が添い寝した，あるいは抱えた状態で検査してもよい．

3 検査の準備

脳波計や刺激装置などの周辺機器を適当な場所に設置して電源をつなぐ．このとき，各機器およ

び患者が使用するベッドや椅子と接地（アース）端子もつなぎ，断線やその他の異常がないか動作確認をする．

次に，フィルタやモンタージュ，表示（紙記録の場合は出力）ゲインなどの記録条件を設定し，校正曲線（calibration curve：CAL）波形を記録して設定状態を確認する．通常の外来検査では，表示速度を 30 mm/秒，時定数をおよそ 0.3 秒，感度を $10\,\mu$V/mm に設定する．

患者や家族にあらためて検査の説明を行った後，脳波電極や差動増幅器へ混入するノイズを計算するためのニュートラル電極を頭部に，心電図をモニターするための ECG 電極を前腕などに付ける．また，睡眠ポリグラフ検査（polysomnography：PSG）を行う場合は眼電位（electrooculogram：EOG）や胸部や腹部の呼吸曲線，口や鼻の気流，血中酸素飽和度，おとがい筋の筋電位（electromyogram：EMG）も同時に記録する．

4 電極位置の決め方

脳波電極を付ける頭皮上の位置は，共通の電極配置法に沿ってメジャーなどを用いて決める．通常の外来検査では国際 10-20 法を用いることが多い（図1）[1]．国際 10-20 法では，鼻根部（nasion）と後頭結節（inion），左右の耳介前点（preauricular point：PA）の中点を Cz と決めている（図2）．Cz から nasion 方向へ nasion-inion 間の距離の 20% に相当する位置を Fz，Cz から inion 方向へ 20% の位置を Pz とする．また，Cz から左 PA 方向へ左右 PA 間の距離の 20% の位置を C3，さらに 20% 下方を T3，右 PA 方向へ 20% の位置を C4，さらに 20% 下方を T4 とする．頭頂後頭領域では，Cz から inion 方向へ nasion-inion 間の距離の 40% の位置（Oz）から，T3 方向へ Oz を通る左右 PA 間の距離の 10% の位置を O1，さらに T3 方向へ 20% の位置を T5 とし，同様に T4 方向へ 10% の位置を O2，さらに T4 方向へ 20% の位置を T6 と決め，C3-O1 と Pz-T5 の中点と C4-O2 と Pz-T6 の中点をそれぞれ P3，P4 とする．前頭領域では，Cz から nasion 方向へ nasion-

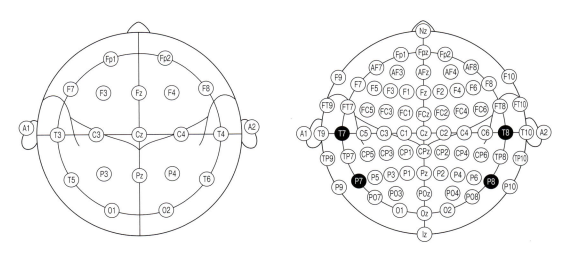

図1 ●国際 10-20 法と 10% 法（拡張 10-20 法）
（Klem GH, et al. Recommendations for the Practice of Clinical Neurophysiology: Guidelines of the IFCN. The International Federation of Clinical Neurophysiology (IFCN). Elsevier; 1999）[1]

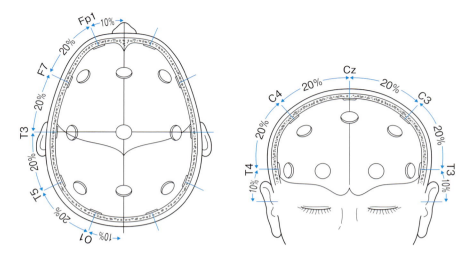

図2 ●電極位置の決め方

（Klem GH, et al. Recommendations for the Practice of Clinical Neurophysiology: Guidelines of the IFCN. The International Federation of Clinical Neurophysiology (IFCN). Elsevier; 1999）[1]

inion間の距離の40%の位置（Fpz）から，T3方向へFpzを通る左右PA間の距離の10%の位置をFp1，さらにT3方向へ20%の位置をF7とし，同様にT4方向へ10%の位置をFp2，さらにT4方向へ20%の位置をF8と決め，C3-Fp1とFz-F7の中点とC4-Fp2とFz-F8の中点をそれぞれF3，F4とする．

　新生児など頭囲の小さい患者の場合は国際10-20法に沿って8部位程度の電極数にとどめることもある[2]．ほかに，国際10-20法に沿って10%間隔で電極位置を決める10%法（図1）や多数の電極をまんべんなく配置した電極帽による多チャンネル記録法があり，検出したい焦点によっては前下側頭部電極（T1，T2）や蝶形骨電極（sphenoidal electrode）を追加して記録する．

5　モンタージュの作成

　デジタル脳波計では，デジタル記録の基準電極（システムリファレンス）と各電極間の差動増幅値を記録する．したがって，システムリファレンスを用いて誘導したデータは，初段増幅器の設定範囲であれば検査終了後にモンタージュ[3]やサンプリング，フィルタ条件を変更することができる（各々，リモンタージュ，リサンプリング，リフィルタリングとよぶ）．一方，アナログ記録では，システムリファレンスを用いずに導出法に即して2つの電極間の電位を記録するため，検査終了後にそれらの条件を変更することはできない．

a. 単極導出法（monopolar recording）

　頭皮以外を基準にして各頭皮上で記録される電極の電位を算出する方法である．通常，基準電極導出法（referential recording）とよばれる（図3）．脳波の影響が少ない左右の耳朶（A1，A2）に基準電極（リファレンス）を付けることが多いが，状況や目的に応じて左右の乳様突起（mastoid）

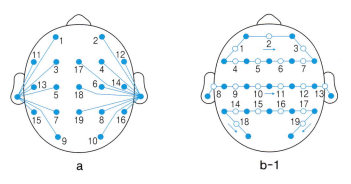
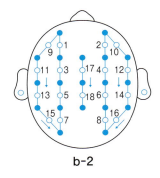

図3 ● 脳波モンタージュ（飛松省三. 臨床脳波. 2004; 46: 665-73）[3]
　a：単極導出法，b-1：双極導出法（縦直線連鎖法），b-2：双極導出法（横断直線連鎖法）

や鼻尖，顎に付けることもある．脳以外を基準にする記録法は，脳電位そのものを検出しやすいので左右半球差など頭部全体における局在をみつけやすい．なお，基準電極の活性化はすべての記録電極に影響するため，双極導出法と比較しながら局在を推定することが望ましい．

b．双極導出法（bipolar recording）

頭皮上の2点間の電位差を算出する方法である（図3）．電極間の相対振幅が記録されるので，位相逆転による異常の焦点をみつけやすい．振幅が小さいということはその2点が等電位であることを意味し，脳波の振幅が小さいということではない．

c．平均基準電極法（average potential reference：AV）

頭皮上のすべての電極で得られた電位の平均を基準にして，各電極の電位を算出する方法である．眼球運動などの大きなアーチファクトが混入するおそれのある電極（Fp1, Fp2）は基準の計算から除外することが多い．このような全電極との相対振幅の記録法は限局した異常波の焦点をみつけやすいが，広範囲に波及する脳波を相殺するので単極導出法と併用して局在の広がりを確認する必要がある．

d．発生源導出法（source derivation：SD）

周辺にある電極の平均電位を基準にして，その中心にある電極の電位を算出する方法である．電極の真下にある焦点をみつける場合，AV法よりも適しているといえる．

6　電極装着の前処置

交流雑音などの混入を防ぐため，電極を付ける前に生体と電極間の接触抵抗を下げる処置をする．具体的には，接触抵抗のおもな原因となる皮脂や垢を酒精綿や研磨剤を利用してふき取り，そこに脳波電極用ペーストを用いて電極を付着させる（図4）．このとき，ふき取る範囲は電極に相当する大きさにとどめ，無用の痛み（ヒリヒリ感など）が広範囲に及ぶことがないよう留意する．通常，接触抵抗値は10kΩ以下であれば問題ないが，法的脳死判定に際しては2kΩ以下にする．な

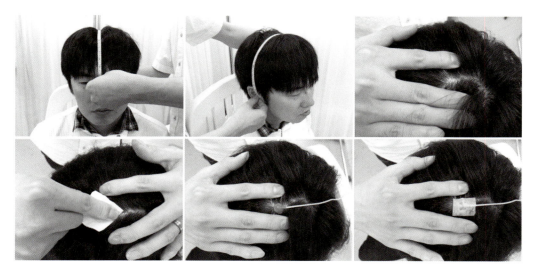

図4 ●脳波電極の付け方

お，判読の参考にするため，検査時の抵抗値を記録しておく．

7　脳波の記録

　まず覚醒しているときの脳波を閉眼した状態で5分程度記録する．安静状態の記録が得られたら賦活検査を行うが，眠気が強い様子がみられる場合は睡眠状態の記録を先行してもよい．検査時には，対象の状態や環境ノイズ，体動など生体由来のアーチファクトの種類をよく観察し，時間情報とともに記録に残すようにする．

a．開閉眼（eye-open, eye-close）

　安静状態にて開閉眼を10秒間隔で繰り返してもらい，開眼に伴うα波の減衰（alpha blocking）を確認する．開眼時のα波増強（逆説的αブロック：paradoxical alpha blocking）や開閉眼に伴う突発性異常波などの所見に留意する．

b．閃光刺激（photic stimulation：PS）

　ストロボ光を患者の眼前15～30 cmの位置から1～30回/秒の頻度にて10秒間隔で照射および休止し，突発性異常波や光刺激に同期した顔面や四肢の光ミオクロニー反応（photomyoclonic response）の有無を観察する．なお，後頭部の脳波が閃光刺激周波数と同じあるいは協和の周波数で増強すること（光駆動：photonic driving）があるが，異常所見ではない．

c．過呼吸（hyperventilation：HV）

　閉眼にて深呼吸を20～30回/分の頻度で3分程度行い，突発性異常波の有無を観察する．過呼吸実施の前に1分以上，中止後には2分以上の安静状態における脳波を記録しておく．過呼吸中には，特に若年患者において脳波が徐波化すること（build up）がある．過呼吸中止後30秒以上

経っても build up が維持される，あるいは消失した徐波が再び出現する（re-build up）場合，異常所見と判断する．

8 検査の終了

　検査が終了したら，すべての電極を取り外し，脳波電極用ペーストなどの付着物を濡れタオルなどでよくふき取る．また，疲労や眠気など患者の状態に十分に気を配り，必要に応じて病室まで付き添う，あるいは家族などの付き添いの元で帰宅するよう患者の安全に配慮する．

　検査データには，患者や記録条件，検査中の体動，その他の状態にかかわる情報をもれなく付し，所定の形式にて保存して判読医へ提出する．

■ 文献

1) Klem GH, Lüders HO, Jasper HH, et al. Chapter 1. 1. The ten-twenty electrode system of the International Federation. In: Deuschl G, Eisen A, editors. Recommendations for the Practice of Clinical Neurophysiology: Guidelines of the IFCN. The International Federation of Clinical Neurophysiology (IFCN). Elsevier. 1999.
2) 日本臨床神経生理学会 臨床脳波検査基準改定委員会. 改訂臨床脳波検査基準 2002. 臨床神経生理学. 2003. 31: 221-42.
3) 飛松省三. 脳波を楽しく読むためのミニガイド(1). 臨床脳波. 2004; 46: 665-73.

〈軍司敦子〉

Ⅱ. 神経生理各論　3. 脳波

C 脳波の臨床応用

> **Key words**
> 年齢変化，睡眠脳波，てんかん，BCI

　脳波は非侵襲的に，脳の神経活動を電気生理学的に評価する検査法として臨床の現場でさまざまな場面で利用されている．本項では，以下に示す脳波の特徴をもとに，臨床における脳波の利用を紹介する．脳波の主な特徴は，①出生時から成人へと発達するなかで，脳波像も発達していく，②意識状態を客観的にとらえることができる，③睡眠時にも脳波像は変化を示す，④電気生理学的に発作性疾患の原因を示唆する，⑤運動の想起など意思を反映することができる．

1　年齢による脳波像の変化

　脳波は生後から成人に至るまでに発達現象が認められる．特に覚醒時における後頭葉α波の周波数は出生後から思春期までは年齢と密接に関連している．Lindsley[1]は脳の重量と基礎波の周波数の変化についてまとめ，年齢および脳の重量が増えるとともに，基礎波の周波数も増加する．
　学童期までの脳波変化の概略（下線を引いた年齢では，特に他と画する変化を示す）．

a. 新生児

　脳および脳波の成熟は子宮内・外に関係なく一定速度で成熟し，受胎後週数で決まり，週単位で変化する（受胎後週数＝在胎週数＋生後週数）．律動的な波形はみられず，低振幅のδ波が主体．

b. 乳児

　月単位で変化し，生後3カ月ではδ波成分が減少し，中心部5〜6Hzのθ律動が明らかになり，後頭部には約4Hzのθ律動が出現する．生後6カ月では後頭部に5〜7Hzのθ律動が出現．

c. 幼児

　3歳で基礎波は8Hzとなり，後頭部のα律動が確立されるが，その他の部位には4〜7Hzの徐波の混入が多い．開閉眼に反応する．

d. 学童

8～9歳で後頭部のα律動は10～12Hz成分が増加し，振幅が減少しはじめ，成人の基礎波に近づくが，中心・頭頂部にはθ波の混在がみられる．10歳以降では10～12Hz，30～50μVのα律動が安定して，ほぼ成人脳波に達する．完全に安定した脳波が完成するのは18歳頃である．

e. 成人・高齢者

18歳頃で脳波の基礎波は安定し，後頭部優位の9～11Hzのα波が基礎律動をなす成人のパターンになり，その後はあまり変わらないが高齢になると加齢の影響がみられるようになる．

高齢者ではα波の周波数が8～9Hzとなり，広汎性に分布するようになり，θ波の混在が目立つようになる．また，開眼によるα抑制の低下や光刺激や過呼吸賦活に対する反応性も低下する．とはいえ，このような加齢に伴う脳波変化の個体差は大きい．

臨床脳波は，まず年齢を常に考慮したうえで学童期までは前述の，成人では表1に示すような判定基準をもとに基礎波が判読される．正常に出るべき波の欠如や顕著な振幅の低下では異常と判定される．たとえば，小児では幼児期にα波がみられない場合などは発達の遅れと判断される．

正常と判定される脳波では，徐波が群発したり，棘波や鋭波などの突発波（突発異常波）は出現

表1　成人の正常脳波の判定基準 （大熊輝雄. 臨床脳波学. 5版. 東京: 医学書院; 1999. p.35)[2])

1. 閉眼時の脳波はα波およびα波よりも周波数の高い速波によって構成され，徐波としてはごく少量のθ波が散在する程度で，明瞭なθ波やδ波は出現しない．
2. α波や速波は正常の分布（局在）を示す．
3. 左右対称部位の脳波の振幅に20～30%以上の差がない．
4. 左右対称部位の脳波の周波数に，波の持続（周期）にして10%以上の差がない．
5. α波は，開眼，知覚刺激，精神活動などに反応して減衰する．
6. α波や速波が異常な高振幅を示さない．
7. 棘波，鋭波などの突発波（突発異常波，発作波）が出現しない．

表2　臨床的意義の不明な鑑別に注意すべき突発波

1) 14 & 6Hz 陽性棘波（14 and 6 Hz positive spikes）（右図）
   尖った波形成分が陽性（下向き）のアーチ状の波形で，主に軽睡眠期に，後側頭部に出現する．
   若年者に多く，高齢者では出現しない．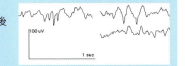

2) ウィケット棘波（wicket spikes）
   側頭部に出現する6～11Hzの陰性（上向き）の棘波様の波で，櫛状あるいはμ波様の形態を示す．高齢者に多くみられる．
   覚醒時には基礎波に隠れてみえにくいが，入眠期～軽睡眠期に明らかとなる．単発性に出現すると棘波と誤りやすいが，徐波を伴わないのが特徴である．

3) 小鋭棘波（small sharp spikes：SSS）
   入眠期と軽睡眠期に側頭部に出現する，低振幅（50μV以下），きわめて持続の短い（50ミリ秒以下）波形．成人の25%にみられる．

4) 睡眠時後頭部陽性一過性鋭波（positive occipital sharp transient of sleep：POSTS）
   入眠期に後頭領域に単発あるいは反復して出現する鋭い波形の陽性．

しない．棘波や鋭波などは多くの場合，てんかん原生と密接な関わりがある（本項4．てんかん参照）．一方で，てんかん性放電に類似するが，てんかん原生と関連がない，あるいは臨床的意義が確立されていない波形が出現することもあり（表2），臨床脳波の診断においてはこれらを正常亜型，あるいは正常と異常の境界と判定せざるを得ない．これらの突発波の出現によって，「てんかん」と診断しないよう，正常亜型波形の正しい理解が必要となる．

基礎波だけでなく，睡眠時の脳波波形（次項参照）も年齢依存性変化が認められる．頭頂鋭波は生後5〜6カ月，14Hz紡錘波は生後2カ月，12Hz紡錘波は2歳で出現する．幼小児では成人に比べ，高振幅で波形が鋭いので，棘波や鋭波と間違わないようにしなければならない．また，正常新生児期には，静睡眠とよばれる体動や眼球運動のない睡眠時には，高振幅と低振幅部分が交互に出現する交代性脳波（trace alternant）が，乳幼児期には入眠時に高振幅のθ律動が特異的に観察されるので，小児に特有の睡眠波形も考慮する必要がある．

2　意識状態による脳波変化

脳波は意識状態によって，覚醒時のものとは異なる像を示す．そのため，睡眠評価や脳死判定に用いられる．

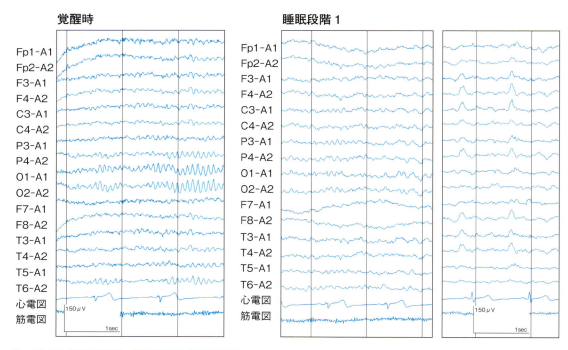

図1● 成人覚醒時脳波，睡眠脳波（睡眠段階1）
覚醒時脳波：後頭部（O1，2）にα波がみられる．
睡眠段階1：後頭部のα波が消失し（左），さらに睡眠が深まると瘤波が出現するようになる（右）．

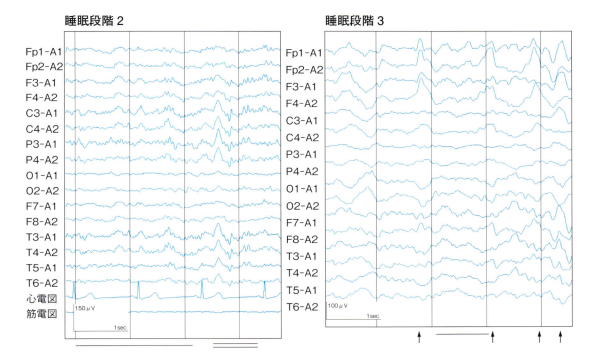

図2 ● 睡眠脳波（睡眠段階2，睡眠段階3）
睡眠段階2（左）：紡錘波（下線部）とK複合（二重下線部）を認める．
睡眠段階3（右）：紡錘波（下線部）は残存するが，脳波像は徐波（矢印）が中心となる．

a. 睡眠脳波

　脳波は睡眠の段階によって，特徴的な波形を示すので，脳波から睡眠の深さを知ることができる（睡眠関連疾患については本項3．睡眠ポリグラフを参照）．

1）成人の覚醒・睡眠時の脳波の特徴

①覚醒時：後頭部優位のα波が主体とし，少々の低振幅のβ波が混在する（図1）．

②睡眠段階1（入眠期）：α波が減少し（50％以下），漣波（ripple），瘤波または頭頂鋭波（hump, vertex sharp wave）が出現する（図1）．

③睡眠段階2（軽睡眠期）：12～14Hzの紡錘波（spindle），K複合（K-complex）とよばれる瘤波と紡錘波が結合したような波形が出現する．K複合は音などの感覚刺激で誘発されたり，自発性に出現することもある（図2）．

④睡眠段階3（中等度睡眠期）：紡錘波は残存することもあるが，周波数が遅くなり，広範囲に出現する．2Hz以下，75μV以上の高振幅徐波（丘波）が区間の20～50％以上に出現する（図2）．

⑤睡眠段階4（深睡眠期）：2Hz以下，75μV以上の高振幅徐波（丘波）が区間の50％以上に出現する．紡錘波は消失．

⑥睡眠段階レム：脳波像は睡眠段階1とほぼ同じだが，瘤波はない．急速眼球運動（rapid eye movements：REM），抗重力筋の筋緊張低下を認める．

　睡眠段階1～4をノンレム睡眠ともいう．また，睡眠段階3，4を徐波睡眠期ともいう．

b. 脳死

　脳細胞が不可逆的に障害され，脳活動が消失すると平坦脳波とよばれる脳活動を示す電位変動がまったく認められない状態，つまり脳電気的無活動（electro-cerebral inactivity：ECI）になる．急性薬物中毒，低体温，代謝・内分泌障害では可逆性のECIがみられることがある．

　臓器移植を前提とした法的脳死判定では，ECIは「電極間距離7 cm以上（乳児5 cm以上）取り，電極接触インピーダンス100 Ω〜2 kΩの条件下で，2 μV/mmの感度にて，単極・双極各4誘導以上のチャンネル数で，途中に呼名や痛み刺激を入れ，3 μVを超える脳波活動記録がみられないこと」とされる[3]．第1回目の判定から6時間以上（6歳未満では24時間以上）経過した時点で平坦脳波が持続していることを確認する必要がある．

3　睡眠ポリグラフ

　脳波は意識状態によって変化するだけでなく，睡眠の状態を客観的に評価することができるため，睡眠に関連する種々の疾患の評価に用いられる．この場合，脳波だけでなく，眼球運動，筋電図など複数の生体情報を同時に記録するので（表3，図3），睡眠ポリグラフ（polysomnography：PSG）とよばれる．通常，専門の施設で，1泊宿泊して夜間の睡眠状態を調べることが多い．

　下記に主な睡眠障害の概略と検査所見を列挙する．

a. 睡眠の質や量に問題がある

1）過眠症

　夜間に十分な睡眠をとっていても日中の耐え難いほど眠気が強い．ナルコレプシーでは，眠気だけでなく情動脱力発作（笑ったり，怒ったり，びっくりしたときに体の力が抜ける）がみられる場合がある．睡眠潜時が非常に短い，またナルコレプシーでは入眠直後にREM睡眠が出現する．

2）不眠症

　なかなか寝付けない，眠ろうとするとかえって目が冴えたり，途中で何度も目が覚める，朝早く目が覚めるなどの症状が続くもの．睡眠潜時の延長や，頻回の中途覚醒がみられる．

表3　睡眠ポリグラフにおける測定項目

測定項目	評価内容
脳波	睡眠の深度・時間
眼球運動	REM睡眠の判定
おとがい筋の筋電図	REM睡眠の判定
呼吸	鼻腔の換気，横隔膜の運動
心電図	不整脈の有無や心拍数の変化
経皮的酸素飽和度	酸素飽和度の把握
いびき	いびきの大きさ・出現頻度
下肢筋の筋電図	周期性四肢運動障害の有無
体位	体位
ビデオモニター	睡眠時異常行動の観察

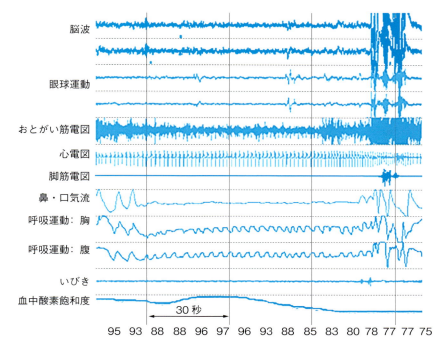

図3 ● 閉塞性睡眠時無呼吸症候群患者の睡眠ポリグラフ検査波形
鼻・口気流が著しく低下し，続いて血中酸素飽和度の低下を認める．

b. 睡眠・覚醒リズムに問題がある

概日リズム睡眠障害：適切な時刻に入眠できず，希望する時刻に起床することができないなど，睡眠-覚醒の時間帯が，望ましい時間帯からずれてしまうもの．

c. 睡眠中の行動異常，異常感覚，呼吸障害

1）REM 睡眠行動障害

寝ぼけ行動，寝言，睡眠中の大声など，REM 睡眠時にみられる異常行動．睡眠の様子を脳波や眼球運動だけでなく，ビデオを同時記録して確認する．

2）むずむず脚症候群（レストレス・レッグス症候群）

夕方から就寝時に「かゆい」，「ほてる」，「虫が這う」など脚の奥の方にムズムズするような不快な感覚が生じ，じっとしていられなくなるもの．しばしば不眠の主な原因になり，睡眠潜時の延長や，中途覚醒がしばしばみられる．

3）周期性四肢運動障害

睡眠中に四肢（特に脚を中心に）周期的な動きが生じるもの．睡眠ポリグラフでは一定の間隔で脚の筋電活動が出現し，それに伴い頻回な脳波の覚醒反応がみられ，夜間の睡眠が浅くなったりする．

4）睡眠時無呼吸症候群

睡眠時に起こる頻回の無呼吸や低呼吸（呼吸量が正常呼吸の1/2以下になるもの）で，睡眠時の窒息感，大きないびき，覚醒時の倦怠感や頭痛，日中の眠気が症状として表れる．肥満，脂肪が

多く短い首，あごが小さいなどの要因で上気道が閉塞することにより起こる，閉塞性睡眠時無呼吸症候群が95％を占める．睡眠ポリグラフでは気流・呼吸運動の停止，経皮的酸素飽和度の低下，呼吸再開時の脳波の覚醒反応などがみられる．

4　てんかん

臨床脳波検査はほとんどが脳神経疾患を対象にするが，なかでも大脳の神経細胞の過剰興奮によって引き起こされる，反復する発作を呈するてんかんの診断と治療においては，大脳の活動をとらえる電気生理学検査は欠くことのできない検査である．

a．意義

脳波検査をすると，てんかん患者の多くは大脳の過剰興奮を反映したてんかん性異常波が非発作時においても検出され，脳波検査をすることで，1）発作型の決定，2）治療薬の効果判定に役立てられる．

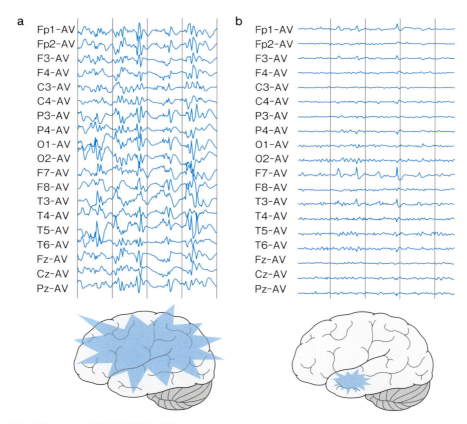

図4●てんかん発作型分類と脳波
　a：全般発作．発作が脳全体から起始し，脳波は全般性のてんかん性異常波を認める．
　b：部分発作．発作が脳の一部から起始し，脳波は局在性のてんかん性異常波を認める（本例ではF7：左前側頭部）．

1) 発作型の決定

てんかん発作は大きく以下の2つに分類される．1つは脳の全体が発作を起こす全般性発作（図4a），もう一方は脳の一部分から発作が起こる部分発作（図4b）である．全般性発作の発作症状は全身および，前兆なく意識消失をきたす．部分発作はてんかん焦点（発作を起こさせる部位）の大脳機能に対応する症状が発作として出現し，意識が保たれる単純部分発作と，意識減損をきたす複雑部分発作がある．

てんかんの治療には抗てんかん薬が用いられるが，この発作型によって有効な治療薬が異なるため，正しく発作型を決定することは治療方針の決定にもつながり，発作抑制率を高めることにもなる．

2) 治療薬の効果判定

てんかん患者では発作間欠期（非発作時）においても，てんかん性異常波とよばれる，棘波や鋭波がみられることがあり，このてんかん性異常波の出現頻度やその分布を指標として，てんかん発

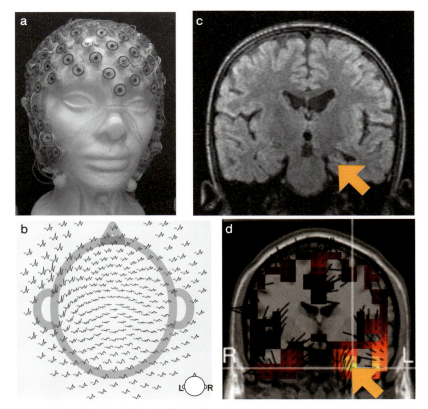

図5 ● 高密度脳波による脳波解析の一例
a：256チャンネルの電極センサー
b：256チャンネルの高密度脳波計を用いて記録された左側頭葉てんかん患者の発作間欠期棘波
c：患者MRI．MRIでは左海馬萎縮を認める．
d：bの脳波でみられる棘波の信号源推定結果．左海馬に信号源が推定された（矢印）．

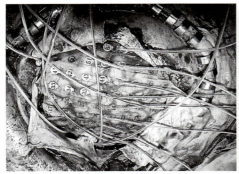
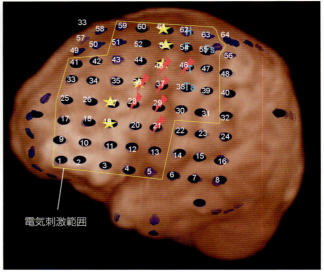

電気刺激範囲

図6 ●てんかん外科における脳機能評価
左：詳細な機能評価のために脳表に留置した硬膜下電極
右：発作焦点と機能部位
⚡：発作焦点，☆：言語，H：手，F：顔面，Fs：顔面感覚，T：咽頭，Ta：舌

作のコントロール状態や抗てんかん薬の効果を判定することもある．また，抗てんかん薬で2〜3年発作抑制されている場合の，薬の治療を終えるか否かの判定に用いられることがある．

b．てんかん外科と脳波

てんかんは人口約100人に1人に発症し，まれな病気ではない．患者の多く（約6〜7割）は適切な薬物療法で発作抑制が良好になるが，一方で薬物治療に抵抗性の難治性てんかんも2割ほど存在する．

難治性てんかん患者では発作焦点の外科的切除による治療が選択肢にあげられ，近年，正しい診断のもと行われた手術成績は良好である．外科手術を検討する際，焦点部位を厳密に決定する必要がある．頭皮脳波記録で記録されたてんかん性異常波や発作時の脳波を各種ソフトウエアなどを利用し，詳細に解析して，臨床症状や画像所見を総合して発作焦点部位が決定される．最近では，非常に電極数を多くして，空間分解能を高めた高密度脳波[*1]（図5a，b）が登場し，非侵襲的で，より詳細な検討が可能となっている[4-7]（図5c，d）．

しかしながらMRIや非侵襲的な頭皮脳波検査，PET（positron emission tomography）[*2]などの核医学的脳機能検査を用いても発作焦点部位の同定が困難な場合や，切除術を行うにあたり，脳機能

[*1] 高密度脳波：100個以上の電極からなる脳波計で，多数の電極で頭部全体から記録する．現在，臨床で使われている高密度脳波は最大256個の電極からなる．ちなみに臨床で通常使用される電極は20個程度．

[*2] PET：放射性同位元素を用いた画像検査．FDG（^{18}F-2-fluoro-2-deoxy-D-glucose）-PETはブドウ糖代謝をみるもので，てんかん焦点部位では低代謝となる．

部位を厳密に評価する必要がある場合は侵襲的な評価が必要となる．開頭し，脳表に直接，電極を留置した状態で発作記録をしたり，電気刺激や各種課題をさせて機能部位を評価することがある（図6）．

5 BCI

脳波は上記で述べたような脳機能を評価したり，神経疾患などの診断・検査に利用されるだけでなく，最近では Brain-Machine Interface[*3]（BMI），Brain-Computer Interface（BCI）とよばれる脳活動によって機器や装置を操作するといったあらたな利用がされ始めてきている．

a. BMI，BCI とは

BMI と BCI は脳波を用いて，機器を操作するものとして基本的に同じであるが，脳活動をとらえる手法により，BMI と BCI を区別されることが多い．その場合，開頭し，脳に留置した電極から直接，脳波を計測する侵襲的な手段を用いるものを BMI，頭皮に装着した電極・センサーによる非侵襲的な手段を用いるものを BCI と定義する．

脳活動を非侵襲的にとらえる手段には，脳波のほか，近赤外分光法（near infrared spectrosco-

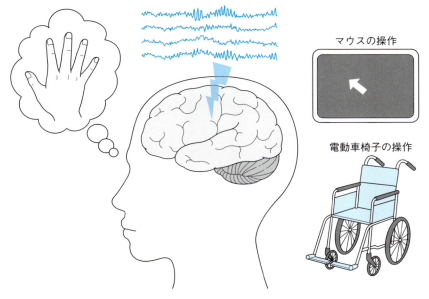

図7 ● BCI における脳波利用の例
たとえば，運動野近傍に置いた電極から手を動かそうと想起する際の脳波を記録し，この脳波を解析して，「手を動かす」ことに関連した脳波を抽出する．この脳波活動によってマウス操作や車いすの操作ができるようにするのが BCI の基本概念である．

[*3] Interface：2 つのものが接続・接触する箇所や，両者の間で情報や信号などをやりとりするためのもの．

py：NIRS*4）などが使われるが，非侵襲的で，かつ，時間分解能が高いことから脳波が利用されることが多い．

b．脳波の使い方
BCIでは物事をイメージしたり，興味を示すときに変化する脳電位を利用するもの（図7）で，その利用原理はおおまかに以下の2つに分けられる．

1）脳波の振幅や周波数の変化
運動を想起，イメージ時に特定の周波数が変化することを利用するもので，ほぼリアルタイムに自分の意思を脳波に反映することができるので，電動車椅子の操作などに使われる．

2）事象関連電位
後章で述べる誘発電位としての脳波で，P300や定常視覚誘発電位が多く用いられている．たとえば，画面に表示される文字を認識することにより得られるP300で本人の意思を文字として表現したり，認識したときに得られるP300の出現でテレビや明かりを点けたりすることができる．定常視覚誘発電位は，異なる周波数で点滅する光をみた際に後頭部視覚野で記録される光駆動脳波を利用して，それぞれの点滅周波数に意味合いをもたせて本人の意思を伝える方法がある．

c．患者利用
実際に身体を動かさずとも，脳活動の信号により機器の操作が可能になるBCIは，医療分野でも実用化されつつある．BCI利用の対象となるのは，筋萎縮性側索硬化症，進行性筋ジストロフィー，閉じこめ症候群，事故などで脊椎の損傷による部分・全身麻痺となった人など小関節や眼球運動以外に残されていない患者が主となる．

BCIの歴史は，1999年にBirbaumerらが頭皮脳波を用いて，パソコンのカーソルを動かし，文章を書くことを報告した[8]．また，BMIでは2002年にNicolelisとChapinがサルの脳の一次運動野に電極を埋め込み，捕食時の神経活動と手の動きを記録し，手の運動と神経活動の対応を検討した．この対応表を備えたロボットアームのインターフェースを開発し，最終的にサルの神経活動だけでロボットアームを動かすことに成功した[9]のを契機にヒトの臨床試験が後を追った．米国では2004年に慢性的電極留置による臨床実験が開始され，Donoghueらは四肢が麻痺した患者の一次運動野に微小電極を留置し，手を動かす運動想起時の神経活動を捉え，テレビのチャンネルやパソコンの電子メール操作を成功させた[10]．

これらのBCI，BMIを利用することで，パソコンの文字入力が可能となり，患者自身の意思を表出したり，電動車椅子を操作するなど生活の質（quality of life：QOL）向上の一手段として，また義肢を動かしたり，機能回復に役立てる新しいリハビリの手段になると期待され，盛んに研究が進められている．

---

*4 NIRS：近赤外線を頭皮から照射し，反射光を測定する．脳活動に伴って，ヘモグロビンの酸化型あるいは還元型の割合が変化することを利用する測定法．

d. 技術的課題

わが国では2008年度から文部科学省の脳科学研究戦略推進プログラムにより本格的にBCI, BMI研究が始まったが, まだまだ開発途上でもある.

前述したように脳波は, 覚醒・睡眠, 意識状態によって変化するため, 使用者の集中・注意の度合いの影響を受けやすい. また, 体動などの筋電図や呼吸運動のアーチファクト（雑音）が混入しやすい. これらの外部の環境要因, 使用者の内部要因の影響をなるべく受けず, かつ, 安定したデータ取得が必須となる. また, 使用者各々の脳波のパターンを正確に解読するアルゴリズムの構築, それらをもとに制御・操作が正確で簡便な文字盤や車椅子だけでなく義手・義肢など福祉機器の開発が期待される.

■ 文献

1) Lindsley DB. A longitudinal study of the occipital alpha rhythm in normal children: Frequency and amplitude standards. J Genet Psychol. 1939; 55: 197-213.
2) 大熊輝雄. 臨床脳波学. 5版. 東京: 医学書院; 1999. p.35.
3) 法的脳死判定マニュアル. 平成22年度厚生労働科研費補助金厚生労働科学特別研究事業「臓器提供施設における院内体制整備に関する研究」「脳死判定基準のマニュアル化に関する研究班」. p.10-5.
4) Yamazaki M, Tucker DM, Fujimoto A, et al. Comparison of dense array EEG with simultaneous intracranial EEG for interictal spike detection and localization. Epilepsy Res. 2012; 98: 166-73.
5) Yamazaki M, Terrill M, Fujimoto A, et al. Integrating dense array EEG in the presurgical evaluation of temporal lobe epilepsy. ISRN Neurol. 2012; 2012: 924081.
6) Holmes MD, Tucker DM, Quiring JM, et al. Comparing noninvasive dense array and intracranial electroencephalography for localization of seizures. Neurosurgery. 2010; 66: 354-62.
7) Holmes MD. Dense array EEG: methodology and new hypothesis on epilepsy syndromes. Epilepsia. 2008; 49(Suppl 3): 3-14.
8) Birbaumer N, Ghanayim N, Hinterberger T, et al. A spelling device for the paralysed. Nature. 1999; 398: 297-8.
9) Nicolelis MA, Chapin JK. Controlling robots with the mind. Scientific American. 2002; 287(4): 46-53.
10) Donoghue JP. Connecting cortex to machines: recent advances in brain interfaces. Nat Neurosci. 2002; 5(Suppl): 1085-8.

〈山﨑まどか〉

II. 神経生理各論　4. 誘発電位

A 誘発脳波とは

Key words

遠隔電場電位，加算平均法，聴性脳幹反応（ABR），短潜時体性感覚誘発電位（SSEP），視覚誘発電位（VEP），P300

1 誘発電位とは

　誘発電位（evoked potential：EP）とは，感覚受容器や神経に外部から刺激を与え，その刺激が大脳皮質に到達するまでの電位変化を記録するものであり，聴覚，視覚，体性感覚などの感覚情報が脳に伝わるまでの過程を客観的に評価できることから，病変の局在や進行の程度，治療効果の判定などに広く臨床応用されている．

　誘発電位には，視覚誘発電位（visual evoked potential：VEP），聴覚誘発電位（auditory evoked potential：AEP），体性感覚誘発電位（somatosensory evoked potential：SEP）などの大脳誘発電位の他，脊椎誘発電位や磁気刺激を用いた運動誘発電位（motor evoked potential：MEP），さらに注意や判別，言語活動などによって誘発される事象関連電位（event-related potential：ERP）などがある．

2 容積導体

　誘発電位は，生体内部に発生する電位発生源を生体組織の外側である体表面（上）から間接的に記録したものである．電極と発生源の間にある生体組織は生体電気現象を伝えやすいことから，容積導体（volume conductor）とよばれる．

　したがって，容積導体の特性を例に上げるとすれば，脳の奥深いところで発信している信号を頭皮上に装着した電極で捉えることができることになる．

3 遠隔電場電位と近接電場電位

　電位発生源と記録電極の距離が近く，神経伝導を介して生じる比較的振幅の大きい電位を近接電場電位（near-field potential：NFP），その距離が遠く，容積伝導を介して頭皮上に広く分布する比較的小さい振幅の電位を遠隔電場電位（far-field potential：FFP）とよぶ．遠隔電場電位は距離

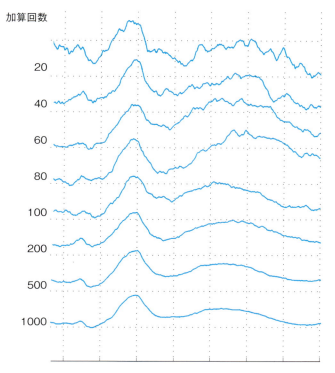

図1● 加算回数による波形の変化
加算回数を増やすと刺激点から一定の間隔で誘発される波は増大し，それ以外の波は平均化される．

の二乗に反比例して減少するので，きわめて小さい．そのため基準電極は頭部外において記録し，背景脳波のなかから必要な波を抽出するために，波形の加算処理を行う必要がある．

4 加算平均法

　誘発電位は振幅が小さく背景脳波に埋もれて検出できない．そこで刺激時点を開始点（trigger 点）として一定時間繰り返し平均加算することで，刺激と無関係に出現する脳波を平均化し，刺激によって誘発された波だけを増大させて分離することができる（図1）．

5 周波数帯域

　加算平均する前の原波形の段階で誘発電位の周波数成分だけを通過させ，それ以外の雑音信号をできる限り取り除くために周波数帯域を設定する．低周波フィルターは緩徐な電位を不明瞭にし，高周波フィルターは波形のピークをわかりにくくする．多くの情報を得るために周波数帯域は広く設定することが望ましいが，その場合アーチファクトの影響も受けやすく再現性に影響する．周波数帯域の設定は誘発電位の種類に応じて適切に行う必要がある．

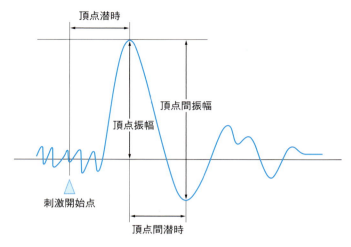

図2 ●誘発電位波形の読み方

6　誘発電位波形の読み方

波形は上向きの振れを陰性（N），下向きの振れを陽性（P）として表示するのが一般的である．刺激開始時点を基準に刺激前の平均的レベルを基線として，基線から波形の頂点までの時間を頂点潜時，波形の頂点から次の波形の頂点までを頂点間潜時という．頂点潜時は身長などの身体的要因の影響をうけるが，頂点間潜時は影響を受けない．振幅も同様に基線から頂点までの大きさを頂点振幅といい，隣り合った波形の頂点間の大きさを頂点間振幅というが，潜時と比較し個体間での変動が大きく評価は難しい（図2）．

7　聴覚誘発電位

音刺激によって蝸牛から大脳皮質聴覚野までに発生する電位活動であり，潜時10 msec以下の短潜時を聴性脳幹反応（auditory brainstem response: ABR），10～50 msecの中潜時を聴性中潜時反応（auditory middle latency response: MLR），50～250 msecの長潜時を頭頂部緩反応（slow vertex response: SVR）として分類されている．特に聴性脳幹反応は意識レベルの影響を受けにくく，再現性に優れていることから信頼性の高い検査法として聴力障害の有無，脳幹部病巣の部位診断，脳死判定，術中モニタリングなどに広く応用されている．

聴性脳幹反応では，クリック音を用いた音刺激によって10 msecまでの間に陽性波がⅠからⅦ波まで導出される．Ⅰ波からⅤ波の主な発生源はそれぞれ聴神経，蝸牛神経核，上オリーブ核，外側毛帯，下丘である（図3，図4）．なかでもⅠ波，Ⅲ波，Ⅴ波は安定的に記録が可能であり，Ⅰ波-Ⅲ波，Ⅲ波-Ⅴ波，Ⅰ波-Ⅴ波のそれぞれ頂点間潜時は下部脳幹（橋），上部脳幹（中脳），脳幹の障害の程度を反映している．頂点間潜時は聴神経障害の有無にかかわらず脳幹機能の評価が可能である．

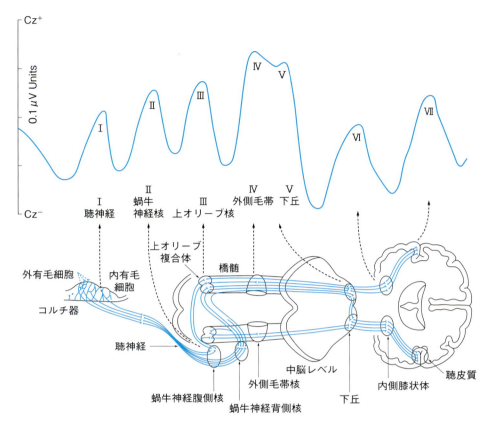

図 3 ● 聴性脳幹反応（ABR）波形の起源（Stackard JJ, et al. Mayo Clin Proc. 1977; 52: 761-9)[6]

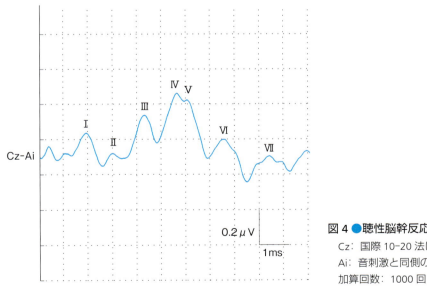

図 4 ● 聴性脳幹反応（ABR）正常波形
Cz： 国際 10-20 法における正中中心部
Ai： 音刺激と同側の耳朶
加算回数： 1000 回

4. 誘発電位

8 体性感覚誘発電位（SEP）

　上肢あるいは下肢の感覚神経を，皮膚表面から電気刺激して誘発される電位を記録する方法で，末梢神経から脊椎を経由し大脳皮質に至る神経伝導路の機能障害を評価することができる．刺激部位として，上肢では正中神経，尺骨神経，下肢では後脛骨神経，総腸骨神経が用いられ，刺激後

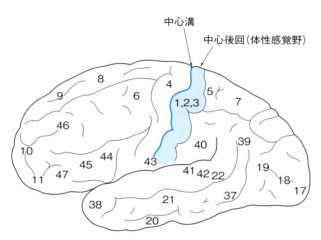

図5 ● Brodmannの皮質領野

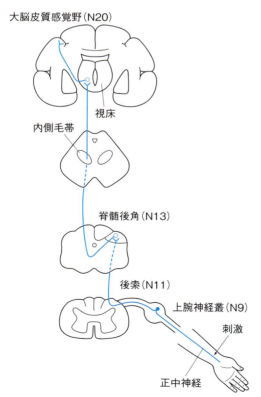

図6 ● 上肢刺激による体性感覚誘発電位の起源

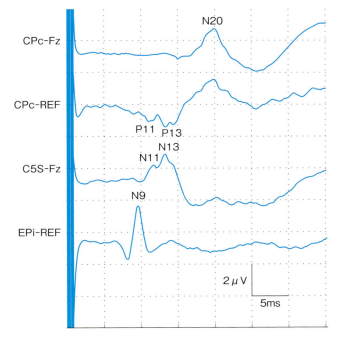

図7 ●短潜時体性感覚誘発電位（SSEP）
正常波形（上肢）

正中神経刺激，刺激強度は感覚閾値の3倍
CPc：国際10-20法に基づく
　右刺激の場合：対側のC3とP3の間
　左刺激の場合：対側のC4とP4の間
Fz：正中前頭部
REF：頭部外基準電極（刺激体側のErb点）
C5S：第5頸椎棘突起上
EPi：刺激同側のErb点

30～50 msまでに発生する電位を短潜時SEP，100～200 msに発生する電位を中潜時SEP，200 ms以上の電位を長潜時SEPとして分類される．SEPは各成分の潜時，振幅および中枢感覚伝導時間（central conduction time：CCT）で評価し，伝導路の途中に障害が発生すると，障害部位より中枢側で振幅の低下や潜時の延長をきたす．短潜時SEP（短潜時体性感覚誘発電位：short-latency SEP，SSEP）は，刺激後40 ms以内に導出される波で，覚醒レベルの影響や個人差が少なく，安定した結果が得られることから最も臨床応用されている．上肢SSEP（正中神経刺激）では，N9：上腕神経叢，N13：脊髄後角，N20：大脳皮質感覚野（中心後回皮質3野），下肢SSEP（後脛骨神経刺激）では，N17：馬尾，N20：脊髄後索，P37：大脳皮質感覚野（中心後回皮質）が発生源といわれている（図5，図6）．上肢SSEPではN13-N20，下肢SEPではN20-P37がCCTとして使用される．CCTは体格などの影響を受けないため，評価の指標として有用である（図7）．

9　視覚誘発電位

　視覚誘発電位とは，視覚刺激が視覚伝導路を経て大脳視覚野に到達する過程で得られる反応波のことである．測定はフラッシュ刺激を用いる方法と白黒の格子縞パターンを一定間隔で繰り返し反転させて刺激する方法のどちらかで行うが，網膜の神経節細胞は，光の明るさだけでなく刺激のコントラストや大きさを検出していることから，パターン反転刺激での測定法が推奨されている．全視野刺激で後頭部正中線を中心に三相性の波（N75，P100，N145）が，左右対称性に出現する（図8）．神経障害の評価にはP100が用いられ，視神経疾患，特に多発性硬化症の潜在的視神経障害の診断に有用である．

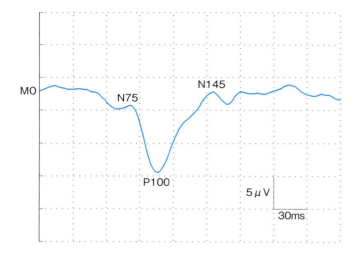

図8 ● 視覚誘発電位（VEP）正常波形
パターン反転刺激，全視野
MO：後頭結節 inion から上方 5cm
基準電極は鼻根部 nasion から上方 12cm
全視野刺激

10　事象関連電位

　事象関連電位は予期，注意，認知，記憶，識別などの高次脳機能を反映する電位であり，代表的なものに P300，随伴陰性電位（contingent negative variation：CNV），運動関連電位（movement related coetical potentials：MRCP）などがある．事象関連電位は脳内のさまざまな情報処理における能動的な神経活動に対応した反応である．識別可能な数種類の感覚刺激（聴覚刺激，視覚刺激，体性感覚刺激など）を提示し，標的となる特定の刺激のみに選択的に注意を向けさせる課題を与えると，刺激提示から 250 〜 500 msec の間に陽性波が出現する．これを P300 といい，認知機能の評価法として臨床応用が進んでいる（図9）．しかし，長潜時成分である事象関連電位は被験者の心因的要因が波形に大きく影響するため，検査環境や課題の設定などに多くの工夫が必要である．

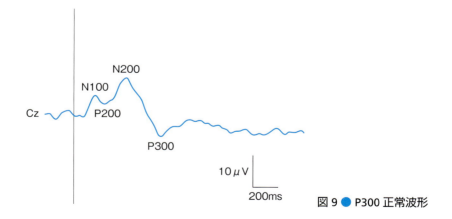

図9 ● P300 正常波形

Ⅱ．神経生理各論

11 誘発脳波の評価方法

　誘発脳波は潜時および振幅を指標として評価する．誘発された波形の潜時の延長や振幅低下の程度から障害部位や障害の程度を判断する．波形の消失はきわめて高度な障害を疑う．20～30 ms 以下の短潜時成分は意識レベルや睡眠などの影響を受けないが，中～長潜時成分は意識レベルや心因性要因が結果に影響する．また，年齢，性別，体格なども考慮して評価する必要がある．

■ 文献

1) 黒岩義之, 園生雅弘, 編. 臨床誘発電位ハンドブック. 東京: 中外医学社; 1998.
2) 飛松省三. 早わかり誘発電位(2)－視覚誘発電位と聴覚脳幹誘発電位－. 臨床脳波. 2005; 47: 638-8.
3) 飛松省三. 早わかり誘発電位(3)－体性感覚誘発電位と運動誘発電位－. 臨床脳波. 2005; 47: 717-20.
4) 渡邉千春, 編. 脳誘発電位測定ハンドブック. 2版. 東京: メディカルシステム研修所; 2000.
5) 誘発電位の正常値に関する小委員会. 誘発電位測定指針（1997改訂）. 脳波と筋電図. 1997; 25: 1-16.
6) Stackard JJ, Stockard JE, Shardrough FW. Detection and localization of occult lesions with brainstem auditory responses. Mayo Clin Proc. 1977; 52: 761-9.

〈長田美智子〉

Ⅱ．神経生理各論　4．誘発電位

B　誘発電位の使い方

Key words

体性感覚誘発電位，視覚誘発電位，聴性脳幹反応，潜時，頂点間潜時

　誘発電位とは，神経細胞や感覚受容器，または神経線維を光や音，電気などで刺激することにより，刺激点とは異なる部位で記録される活動電位の総称である．広義には中枢における脳誘発電位や脊髄誘発電位，末梢の知覚神経活動電位，複合筋活動電位などすべてがこれに含まれるが，現在はおもに体性感覚誘発電位（somatosensory evoked potential：SEP），視覚誘発電位（visually evoked potential：VEP），聴性脳幹反応（auditory brainstem response：ABR）などの脳誘発電位と，脊髄誘発電位の意として使われる[1, 2]．ここではこれらの誘発電位を用いて，どんな情報を得ることができるかについて解説する．

1　SEP：体性感覚誘発電位

a．刺激情報の伝達と判定

　SEPは，本来末梢神経電気刺激後，一定の時間をおいて大脳皮質の体性感覚野（以下体性感覚野）にて記録される電位である．この電位は大脳皮質における初期反応から，それに引き続き起こる反応であるが，導出方法によっては脳幹やそれより下位で発生する成分も確認できる．多くの施設では，皮質に至るまでの障害のより詳細な評価のために以下のように導出している．上肢刺激の場合，刺激と同側の鎖骨上部のくぼみ（鎖骨上窩：Erb点），第2頸椎棘突起上（C2S），刺激と対

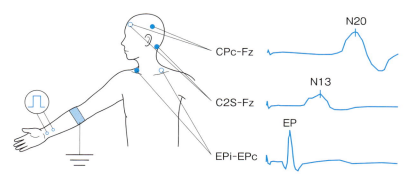

図 1a ● 上肢 SEP の記録方法

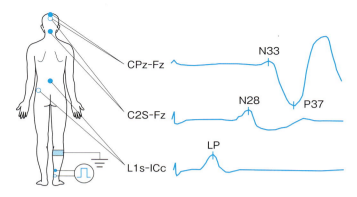

図1b ●下肢SEPの記録方法

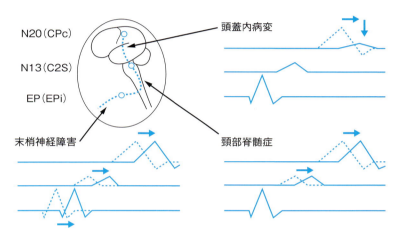

図2 ●各疾患におけるSEPの変化

側の上肢感覚中枢（上肢体性感覚野：CPc）の3カ所で導出し，下肢では第1腰椎棘突起上（L1S），C2S，および下肢体性感覚野（CPz）にて記録し，判定に用いる（図1a, b）．

　上下肢とも電気刺激後に，それに反応して記録される成分が確認されるまでの時間（これを潜時という）を計測する．また，各成分の間の時間（頂点間潜時）も計算し遅延がないかどうかも確認する．すなわち，時間の遅延がある部位に障害が存在すると判定できることになる．同様に，誘発されるべき成分が確認できなければ，それより末梢側での障害が疑われる（図2）．臨床において手足にしびれなどの神経症状を訴える患者のスクリーニングには，先にあげた記録点でほぼ十分である．しかしさらに詳細な分析が必要な場合は，目的にあわせて追加，変更も必要となる．ここで紹介した記録法は，障害の位置が，脳や脊髄など中枢か，それより遠位の末梢かの鑑別目的の記録法であるといえる．

b. 記録条件設定と応用例

　SEP記録の条件設定は，目的別・用途別に設定されるべきである．その際，できるだけ専門学

■ 表1 ■ SEPの条件設定

		a. 日本脳波・筋電図学会 誘発電位測定指針案（1997年改訂）			b. 測定例	
刺激	持続時間	0.2〜0.3ms			0.2ms	
	強度	当該筋の軽収縮程度 運動閾値の1.2倍以上または感覚閾値の3倍			当該筋の軽収縮程度	
	頻度	3〜5Hz		1〜3Hz*	5Hz	
記録	周波数帯域	30〜3,000Hz			50〜3,000Hz	
	分析時間	40〜60ms		60〜80ms*	30ms	60ms*
	加算回数	500〜1,000回			300回	500回*
		場合によって数千回			重畳記録で再現性が確認されればそれ以下	
電極	接地電極	被検肢のできるだけ近位部			前腕中央部	下腿中央部*
	接触インピーダンス	5kΩ以下			可能な限り低く（約10kΩ以下）	
	電極配置とモンタージュ	A案 (1) Epi-REF (2) C5S-Fz (3) CPc-REF (4) CPc-Fz	B案 (1) Epi-REF (2) C5S-REF (3) CPc-REF (4) Fz-REF	* (1) T12S-REF (2) Fpz-C5S (3) CPz-Fpz (4) CPi-Fpz	(1) Epi-EPc (2) C2S-Fz (3) CPc-EPc (4) CPc-Fz	* (1) L3S-REF (2) L1S-REF (3) C2S-Fz (4) CPz-Fz

*上下肢で異なる場合の下肢

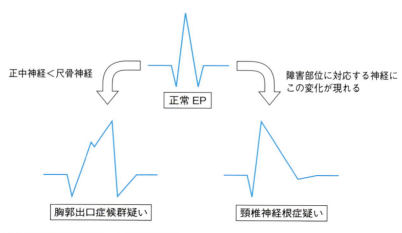

図3 ●疾患におけるEP波形の変化

会の指針案3)*1 などに沿った形で設定され，やむを得ず変更した項目については，各施設における独自の判定基準を設ける必要がある．以下に記録，設定の例を表1に示す．

　検査対象が，整形外科より依頼される頸椎変形性病変や，脳血管障害や多発性硬化症などの神経内科的疾患である場合，前者では，頭蓋内における反応は，初期成分のみ確認できれば十分である．したがって短潜時成分の解析が重要であるため，指針案と比べ分析時間が30msと短く，皮質

---

*1 1985年に初版，1997年に改訂された日本脳波・筋電図学会誘発電位測定指針案

成分CPcの基準電極は指針案の提示するFzに設置することで，高振幅で，安定した皮質成分を得ることができる．刺激の頻度は，指針案に比しやや高めである．下肢のSEPにおいて疼痛による筋電図の混入が激しく，良好な記録が不能である場合は低頻度で記録することもあるが，皮質電位の振幅が変化するので注意が必要である．この場合，潜時の変化はほとんど認められない．さらに工学的なアプローチとしてErb点におけるEPの詳細な成分分析なども可能である．EPを前半部分と後半部分に分け，それぞれ頂点間潜時および変曲点の有無などにより胸郭出口症候群，頸椎神経根症などの評価に利用できる（図3）．詳細は文献4-6）を参照されたい．頸椎変形性病変の診断には正中神経や尺骨神経，障害高位によっては橈骨神経のいずれも記録し，筋電図の混入を極力さけることはもちろん，分析時間を短くすることで，EPの波形分析を容易にする必要がある．一方，脳血管障害の評価は，頸髄病変との鑑別は必要であるが，正中神経刺激SEPのみでも可能である．

2　VEP：視覚誘発電位

a. 視覚入力による情報伝達および処理

　物体から眼球内に進んだ光線は水晶体の逆転像形成をもたらす屈折作用を受けた後に，眼球の神経層，すなわち網膜にぶつかる．網膜には光受容性の桿体細胞や錐体細胞を含む何種類かのニューロンの層状配列がみられる．おのおのの眼に耳側と鼻側の両視野が存在するが，水晶体の像逆転作用のために耳側視野は網膜の鼻側半に投射され，鼻側視野は網膜の耳側半に投射される．

　眼球内の視神経細胞から伸びた軸索は，視神経のなかを後方に向かって走り，視神経交叉のところでは鼻側半網膜からの軸索が交叉し，耳側半網膜からの軸索と合流して視索を形成する．視索のなかをさらに後方に走る軸索は，やがて外側膝状体に達し，ここで次のニューロンへの信号伝達がシナプスを介し行われる（図4a）．

　外側膝状体から始まるニューロンの軸索は，外側膝状体の第3～6層の小細胞層から始まる．

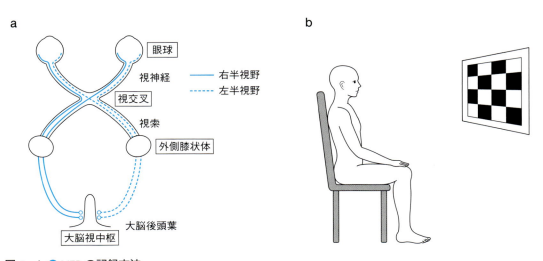

図4a, b ● VEPの記録方法

視放線を形成しつつ大脳表面に次第に近づき，後頭極の視覚領皮質に達して終わる．視覚領皮質は後頭極より始まり，楔部と舌状回（二者の境が鳥距溝）にかけての広がりを示す．左右の眼球の左視野情報が右の後頭葉皮質に伝わり皮質成分（P100）として記録される．

b．記録の実際と判定

刺激には単純な光（フラッシュ）刺激と，白黒の格子縞模様のパターンリバーサル刺激がある．前者は誘発されるVEPが不安定なことが多いため，パターンリバーサル刺激が多く用いられている．被験者は照明を落とした部屋で，座位での記録が基本となる（図4b）．両眼・片眼，全視野・左右どちらか半視野で刺激し判定する．SEPと比較して伝達距離が短いため，詳細な障害部位を特定することは困難であるが，図4に示したように複雑な伝導路を通過するため，視野欠損や単眼または両眼の視力低下についてより客観的な評価をすることが可能である．

3　ABR：聴性脳幹反応

a．ABRの起源

音刺激による誘発電位，聴覚誘発電位AEPのうち，末梢から脳幹由来である初期の成分を主に記録したものがABRである．ⅠからⅤ（Ⅵ，Ⅶ）波まで記録され，それぞれ蝸牛神経（末梢），蝸牛神経核（延髄上部），上オリーブ核（橋下部），外側毛帯（橋上部），下丘（中脳），内側膝状体（視床），聴皮質に対応しているとされている．すなわち聴覚情報の伝達が特にⅡ～Ⅴ波の間である脳幹部で障害されているか否かをみる検査である．

b．記録の実際と判定

被験者は仰臥位，閉眼状態で記録する．刺激音は「カチカチ」というクリック音を用いて，ヘッドホンやイヤホンで刺激する．それぞれ誘発された成分の潜時を計測して誘発されているか，また遅れがないかなど観察する．VEPと比較して，細かい成分の記録も可能であるため，Ⅰ-ⅢやⅢ-Ⅴ，Ⅰ-Ⅴの頂点間潜時も判断の対象となる．聴覚障害がある場合，鼓膜や末梢神経の異常では，Ⅰ波の誘発も不良となる．しかし，Ⅰ波は良好に記録されているにもかかわらず，Ⅱ波以降が誘発されなかったり遅延したりしている場合は脳幹部の問題であり，予後不良で生命にかかわることもある．脳死状態では，大脳皮質のみではなく脳幹まで機能停止した状態であるため，ABRは法的に定められた脳死判定の必須項目である脳波に加えて実施することが望ましいとされている．また，近年では新生児の聴覚障害を簡易に，本人の訴えなしに判定できるAABR（automatic ABR）を施行する施設も増加している．

4　今後の展望

臨床においてSEPは，特に神経内科，整形外科領域で大変有用性の高い検査として定着している．実際は各種神経伝導検査（NCS）や磁気刺激による運動誘発電位（MEP）と併用し，しびれなど感覚障害のみではなく運動神経疾患や，ヒステリーによる運動障害の鑑別などにも用いられ

る．一方，VEPやABRは，疾患の詳細な分析は困難であるが，「見えづらい」「見えない」「聞こえづらい」「聞こえない」といった訴えに対し，より客観的に判定できる検査として利用されている．誘発電位検査は，非侵襲的に様々な神経の伝達障害を検索することができる．しかし未だ検査に習熟したスタッフが少ないのも現状であり，検査に長時間を要している．必要な検査と患者の負担のバランスが，今後重要になってくると思われる．常に安定した結果を出すことで，一般での利用がさらに増加すると思われる．

■ 文献

1) 中西孝雄. 誘発電位－臨床応用への歴史－. Clin N. 1987; 5: 868-70.
2) 寺尾 章. 体性感覚誘発電位の臨床応用. Clin N. 1987; 5: 876-80.
3) 日本脳波・筋電図学会 誘発電位の正常値に関する小委員会. 柿木隆介, 柴崎 浩: 誘発電位測定指針案（1997年改訂）:〈3〉短潜時体性感覚誘発電位（SSEPs）. 脳波と筋電図. 1998; 26: 192-4.
4) Nakanishi R, Koga H, Yamanaga H, et al. Electro-diagnosis of thoracic outlet syndrome (TOS) and cervical radiculopathy (CR) -Analysis of N9 component in SSEPs-. International Rehabilitation Medicine Association VIII: 1997; 169-75.
5) 村山伸樹, 中西亮二, 寺本靖之, 他. 短潜時体性感覚誘発電位による胸郭出口症候群の新しい診断法. 脳波と筋電図. 1990; 18: 328-33.
6) 村山伸樹, 中西亮二, 寺本靖之, 他. ヒト上肢末しょう神経損傷に対する自動診断システム. 電子情報通信学会論文誌. 1990; J73-D-II: 1563-70.

〈片山雅史〉

II．神経生理各論　4．誘発電位

C リハビリテーション領域における体性感覚誘発電位の臨床応用

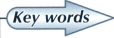

中潜時 SEP，中枢伝導時間，遠隔電場電位，上肢刺激 SEP，下肢刺激 SEP

　体性感覚誘発電位（somatosensory evoked potential：SEP）とは，末梢神経に電気刺激などの感覚刺激を加えて，頭皮上などで誘発される微小な電位である．この方法により，刺激伝導路である末梢神経から脊髄，脳幹，視床を経て大脳皮質第1感覚野に至る内側毛帯系路の機能障害やそれらの障害レベルを推定する（図1）．SEP は客観的に感覚機能を観察することができ，リハビリテーション領域には有用な検査項目となっている．

　本稿ではリハビリテーション領域によく利用される中潜時 SEP の臨床応用について述べる．

　SEP の各電位成分は頭皮上に広く分布しており，特にテント上病変である脳血管障害における SEP では 100ms までの頭皮上波形分布が重要となる．前述のように感覚の内側毛帯系路機能をよく反映し，検査法によって上肢と下肢の評価によく利用されている（図 2a, b）．

　検査は短い時間成分がなす波形を観察する検査から長い成分の観察までみるパターンをいくつか作成しておくとよい．また，記録は左側および右側刺激をそれぞれ2回以上繰り返して再現性を

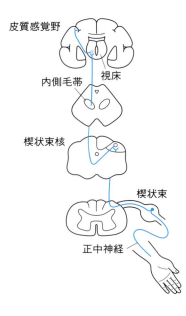

図1 ●体性感覚誘発電位（SEP）とは？
様々な感覚刺激が受容器に入力されてから脊髄，脳幹，視床を経て，大脳皮質に到達するまで種々の部位で記録される一過性の電位変動

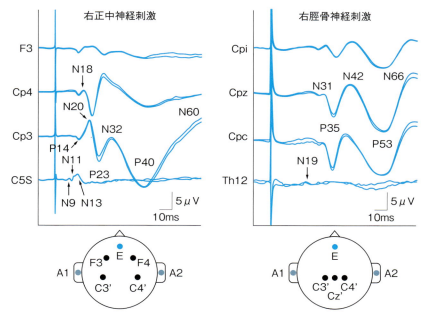

図 2a ● 電極配置

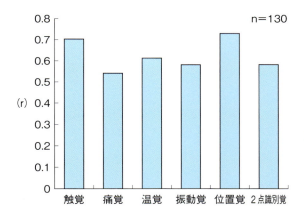

図 2b ● SEP と各感覚機能との相関
SEP 波形の障害度は，感覚機能検査の各項目と高い相関を示した．このことは，SEP が内側毛帯系機能に関係することを裏付けるものと思われ，弁別的感覚の評価法として有用である．

確認する．片側ずつの刺激を行う場合，まず健側刺激を行って波形が導出できることを確認しておく．また，検査機器に刺激装置が 2 系統あれば左右交互同時記録法を行うことが可能であり，検査時間の短縮に役立つ．

1 上肢刺激 SEP

a. 波形成分の名称および起源

　記録された SEP 波形を臨床応用するためには，波形成分の起源を知っておく必要がある．上肢 SEP では一側の手関節部で正中神経を電気刺激し，対側頭皮上の感覚野に相当する部位に導出電極を置き，基準電極を頭部外（耳垂など）に置いて，記録すると図 3 のような波形が得られる．

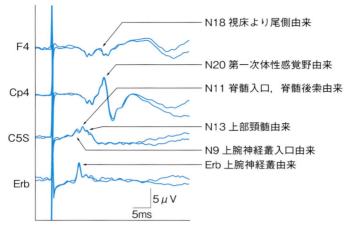

図3● 上肢刺激SSEP波形と起源
24歳，女性，左正中神経刺激

波形成分は，通常極性（陽性はP，陰性はN）と潜時に基づいて命名され，数字は潜時（伝導時間）によるもの（例：陰性で20ms付近に出現するのでN20）と出現順に命名する場合もあり，P14はP0，N20はNI，N35はNII，N60はNIII，ともよばれる．N9，N11，N13は頸椎棘突起上の皮膚（頸椎の5番目Cv5）に導出電極を置き，耳垂と結んだ誘導で記録される．さらに刺激対側前頭部（F3，F4）には頭皮上広く分布している電位のN18が認められる．

これらの波形の起源については次のように推定されている．

Erb：上腕神経叢由来
N9：上腕神経叢入口由来
N11：脊髄入口，あるいは脊髄後索由来
N13：上部頸髄由来
P14：内側毛帯由来
N18：視床より尾側由来
N20：第一次体性感覚野由来
N35，N60：体性感覚野由来

①短潜時SEPとは潜時が刺激後25〜30msまでの電位，具体的にはN20までの波形を指す．これには早期の成分で頭皮上どこでも記録される遠隔電場電位（far field potential）が含まれる．
②中潜時SEPとは，潜時が刺激後100msまでの波形である．
③長潜時SEPとは，潜時が刺激後100ms以降の波形であり，意識レベル，注意の集中，さらに認知により大きく影響される．

b．波形の評価

SEPの波形は一般に潜時，振幅および波形パターンにより評価される．潜時は身長や年齢などにより影響を受け，身長とN20までの短潜時SEPはよく相関する．N13とN20の成分の間の伝導時間は，その電位が脊髄から第一次感覚野まで伝わる時間であり，中枢伝導時間（CCT）とよ

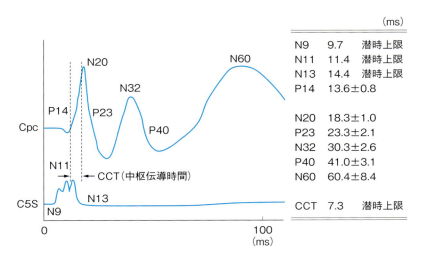

図 4 ● 正中神経中潜時 SEP の基準値

ばれる．

　異常評価は，①正常対象において記録される電位を欠く場合や振幅の低下，②遅延している末梢神経伝導時間および中枢伝導時間の延長というこれら 2 つの要素が基準となる．

　しかし潜時の絶対値は身長に影響され，短潜時 SEP 振幅は正常人でも個人差が大きいため，評価は慎重行う．図 4 に正中神経中潜時 SEP の正常値を示す．

C．SEP による評価

①視床，内包付近の病巣：病巣側の皮質電位は P14 のみ出現し N20 以降の電位は消失する．しかし，N9，N13 は正常に出現し，非病巣側の皮質電位は正常である（図 5a）．

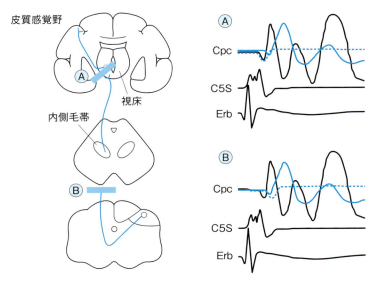

図 5a ● 正中神経刺激 SEP における病巣と SEP 所見

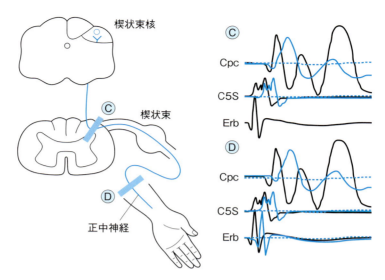

図 5b ● 正中神経刺激 SEP における病巣と SEP 所見

②脳幹病巣：N9，N13 は正常に出現するが，P14 の頂点潜時が延長するか導出不能になる．N20 頂点潜時も延長し，N13-N20 の中枢伝導時間（CCT）が延長する．

③下部脳幹，脊髄病巣：N9 頂点潜時は正常であるが，N13 が出現しないか，あるいは潜時が延長し，N20 の頂点間潜時も延長する．N13 は頸髄病変を反映する電位としてとても重要である．

④末梢神経病巣：N9，N13，N20 の頂点潜時はすべて延長するが，障害が強ければ消失する場合もある．重症のニューロパチーでは末梢神経の伝導はほとんど測定不能となる（図 5b）．

注：黒の波形は正常の場合で，青の実線と破線は正常に対する波形の出現を模したものである．

d. 臨床応用

上肢刺激による SEP は種々の疾患の診断や予後判定，術中モニタリングから脳死判定に至るまで，広く臨床に応用されている．

SEP 測定が有用な疾患としては，内科・神経内科領域で多発性硬化症，脳血管障害，脊髄小脳変性症，糖尿病性神経障害，末梢神経障害，ギラン・バレー症候群などがあり，整形外科・脳神経外科領域では変形性頸椎症，変形性腰椎症，脊椎管狭窄症，脳腫瘍，頭部外傷，意識障害重症度判定が代表的である．

リハビリテーション領域では，失語や指示の入らない場合で主観的な感覚検査が不可能な場合でも感覚機能が知ることができることやリハビリテーションの効果や治療における経時変化の観察などに利用される．

2　下肢刺激 SEP

下肢刺激による SEP は多発性硬化症など胸腰髄に病巣がある場合，またはリハビリテーションは全身の評価が必要であるため，上肢刺激 SEP だけでなく，下肢刺激 SEP の情報も重要となる．

したがって，下部頸髄以下に障害があると想定される場合，特に感覚障害を主訴とする病巣および障害度を客観的に評価するために測定される．

a. 波形成分の名称および起源

N16：末梢神経が脊柱に入る前の活動電位
N19：脊髄後索由来
P28：皮質下起源の電位
N31：視床より尾側由来
P35：第一次体性感覚野由来
N42，P53：体性感覚野由来

①短潜時 SEP：潜時が刺激後 40ms までの電位，具体的には P35 までの波形である．
②中潜時 SEP：潜時が刺激後 100ms までの波形で，N42，P53，N66，N84 の電位である．

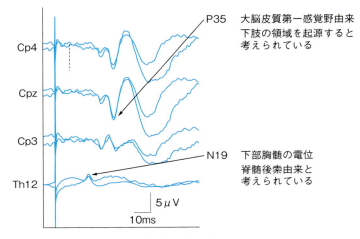

図 6 ● 脛骨神経刺激 SEP の正常波形と起源
29 歳，男性，右脛骨神経刺激

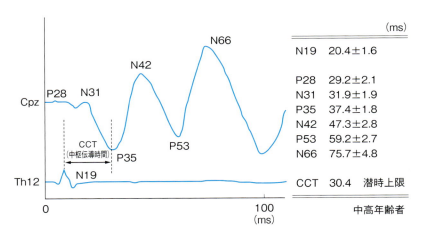

図 7 ● 脛骨神経中潜時 SEP の基準値

③長潜時 SEP：潜時が刺激後 100ms 以降の波形である．

＊P35 は P37 や P38 などの表現があるが，ここでは P35 とする．

図 6 に脛骨神経刺激 SEP の正常波形と各ピークの名称を示す．

図 7 に脛骨神経中潜時 SEP の正常値を示す．

b. 波形の評価

　SEP の波形は上肢刺激と同様に潜時，振幅，波形パターンにより評価される．潜時は身長，年齢により影響を受ける．N19 と P35 成分の伝導時間は脊髄から第一次感覚野までの電位の伝わる時間であり，中枢伝導時間（CCT）とよばれる．異常評価も上肢と同様に，①正常対象で常に記

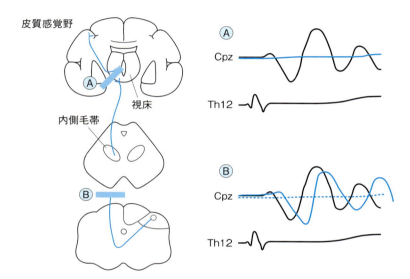

図 8a ●脛骨神経刺激 SEP における病巣と SEP 所見

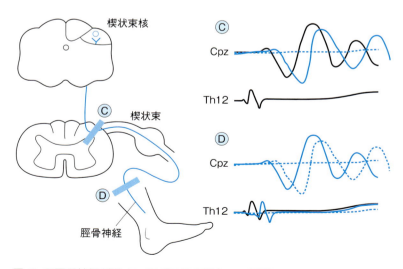

図 8b ●脛骨神経刺激 SEP における病巣と SEP 所見

録される電位を欠く場合，②著しく遅延している末梢神経伝導速度および中枢伝導時間が延長というこれら2つの要素が基準となる．

c．SEPによる診断

① N16も含めてそれ以後の各電位が延長している場合は，末梢神経が脊柱に入る前の障害が想定される．
② N19も含めてそれ以後の各電位が延長している場合は，馬尾あるいは脊髄根の障害が想定される（図8a）．
③ P35も含めてそれ以後の各電位が延長している場合は，脳幹（内側毛帯），視床，視床皮質路の障害が想定される．
④ 大脳誘発電位がまったく記録されない場合は，大脳皮質第一次感覚野の下肢の領域を含む領域の障害が想定される．
⑤ 脊髄誘発電位が記録されない場合は，判定は困難であるが，大脳誘発電位が正常に記録されれば一応正常範囲とする（図8b）．
注：上肢と同様である．

d．臨床応用

下肢SEPは多発性硬化症の診断では補助検査としてきわめて有用であり，リハビリテーション領域では，上肢SEPと同様に客観的な感覚機能を知ることができることや経時変化の観察などに利用される．

3　SEPの波形における覚醒と睡眠による影響

基本的にSEPは脊髄・脳幹部・皮質下諸核で発生する電位であるため，意識状態や薬物による影響を受けにくい．しかし，N20やP35以降の中・長潜時成分は大脳皮質に由来する成分であり，その影響を受けやすい．検査目的が，N20やP35以降の大脳皮質成分の評価も含む場合には，検査時の覚醒度が重要となる．また，覚醒時と睡眠時では，筋電図などのアーチファクトの混入も大きく変わってくる．

4　リハビリテーション領域の症例からみるSEPの臨床応用

リハビリテーション領域のSEP検査の特色としては，画像に加えて主観的ではあるが理学療法士や作業療法士などによる詳細な感覚の評価があることである．このことはSEPにおける機能評価をより充実させる．

症例 1　51 歳，女性，151cm，脳出血，左片麻痺．

図 9a, b は脳血管障害の中潜時 SEP 波形例である．
右健側に対して左麻痺側の N18 以降の各ピークを認めておらず，感覚も脱失している．

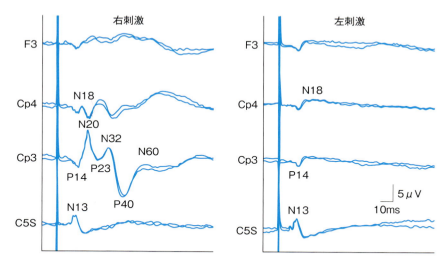

図 9a ● 脳血管障害の正中神経中潜時 SEP 波形例
右健側に対して左麻痺側の N18 以降の各ピークを認めない．

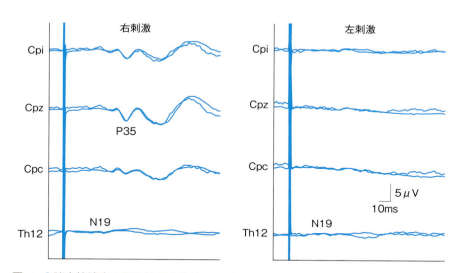

図 9b ● 脳血管障害の脛骨神経中潜時 SEP 波形例
右健側に対して左麻痺側の P35 以降の各ピークを認めない．

症例2 52歳，女性，162cm，脳出血，右片麻痺．

図10a，bは脳血管障害の中潜時SEP波形例である．
上肢刺激SEPと下肢刺激SEPの乖離例で，2系統のSEP検査の有用性を表している．
感覚検査は上肢が正常範囲であるが，下肢感覚は低下している．

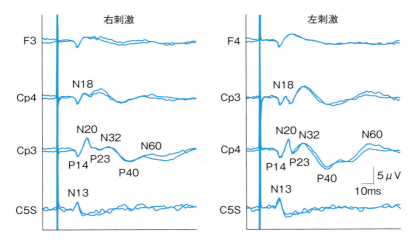

図10a ●上肢刺激SEPと下肢刺激SEPの乖離
　感覚検査は正常範囲．

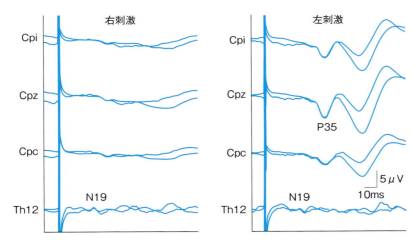

図10b ●上肢刺激SEPと下肢刺激SEPの乖離
　下肢感覚は低下．

症例 3　65 歳，男性，172 cm，脳出血，右片麻痺．

図 11a〜d は，脳血管障害の正中神経と脛骨神経中潜時 SEP の経時変化を示している．リハビリテーションにおける回復とともに感覚検査の改善がみられ，波形にも変化が生じている．

発症日は 2001 年 8 月 7 日，初回検査日は 2001 年 8 月 20 日で，上下肢とも右麻痺側の SEP にピークは観察されなかった．また，感覚検査も重度低下であった．

再検査日は 2001 年 10 月 1 日で，上下肢とも右麻痺側の SEP に変化が観察された．また，感覚検査も改善した．

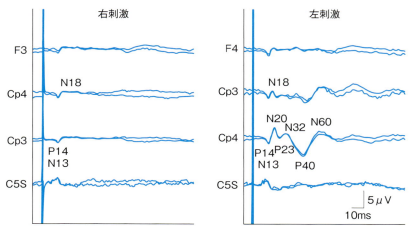

図 11a ● 脳血管障害の正中神経中潜時 SEP の経時変化
　発症日：2001 年 8 月 7 日，検査日：2001 年 8 月 20 日．

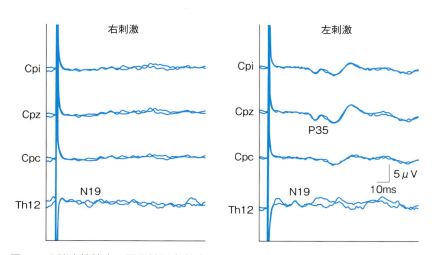

図 11b ● 脳血管障害の脛骨神経中潜時 SEP の経時変化
　発症日：2001 年 8 月 7 日，検査日：2001 年 8 月 20 日．

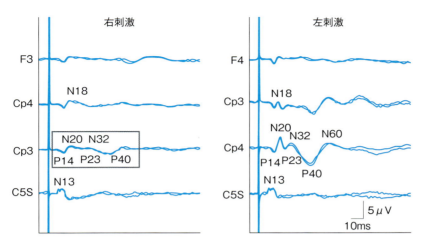

図 11c ● 脳血管障害の正中神経中潜時 SEP の経時変化
検査日：2001 年 10 月 1 日，感覚検査も改善．

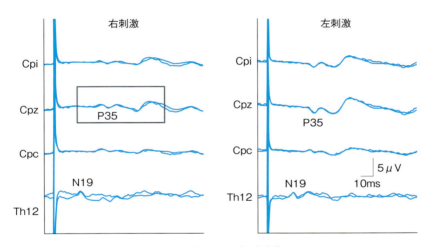

図 11d ● 脳血管障害の脛骨神経中潜時 SEP の経時変化
検査日：2001 年 10 月 1 日，感覚検査も改善．

4．誘発電位　109

症例4　82歳，女性，159cm，脳出血，左片麻痺．

図12a～dは，前述と同様に脳血管障害の正中神経と脛骨神経中潜時SEPの経時変化をみた症例である．感覚検査は入院時の結果より改善がみられ，波形にも変化が生じている．

発症日は2008年6月15日，初回検査日は2008年7月10日で，上肢は左麻痺側のSEPに潜時の延長と振幅の低下がみられ，下肢はピークが観察されなかった．また，感覚検査も低下していた．

再検査日は2008年10月28日で，上下肢とも左麻痺側のSEPに変化が観察された．また，感覚検査も改善した．

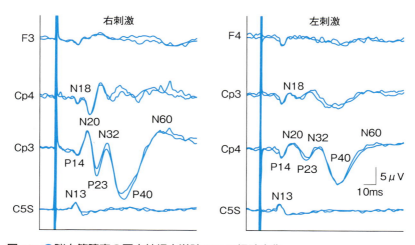

図12a ● 脳血管障害の正中神経中潜時SEPの経時変化
発症日：2008年6月15日．検査日：2008年7月10日．

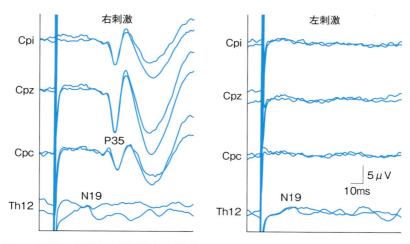

図12b ● 脳血管障害の脛骨神経中潜時SEPの経時変化
発症日：2008年6月15日．検査日：2008年7月10日．

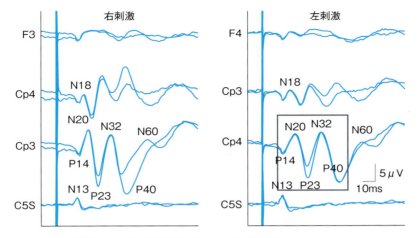

図 12c ●脳血管障害の正中神経中潜時 SEP の経時変化
検査日：2008 年 10 月 28 日，感覚検査も改善．

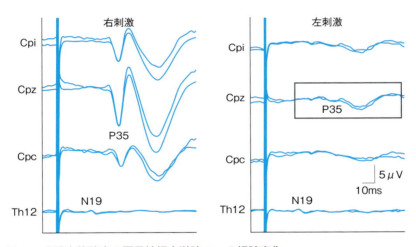

図 12d ●脳血管障害の脛骨神経中潜時 SEP の経時変化
検査日：2008 年 10 月 28 日，感覚検査も改善．

おわりに

　SEP には多くの臨床的意義が存在するので，正しい知識と技術から生まれる結果を多方面に及ぶリハビリテーション領域のニーズに応えることができれば，さらに一歩踏み込んだ評価が可能となる．また，保険点数も比較的高いことから，施設の運営にも一役買うことができるものと思われる．

■ 文献

1) 柴崎 浩, 柳沢信夫. 神経生理を学ぶ人のために. 東京: 医学書院; 1990.
2) 才藤栄一, 栃木捷一郎, 他. 脳血管障害のリハビリテーションにおける検査案内図譜. 東京: メディカルレビュー社; 1991.
3) 藤原哲司. 筋電図・誘発電位マニュアル. 改訂第2版. 京都: 金芳堂; 1994.
4) 中西孝雄, 吉江信夫. 臨床誘発電位診断学. 東京: 南江堂; 1990.
5) 島村宗夫, 柴崎 浩. 臨床神経生理学－最近の臨床と検査方法－. 東京: 真興交易医書出版部; 1991.
6) 加藤元博. 電気生理検査. In: 平山恵造, 編. 臨床神経内科学. 東京: 南山堂; 1986.
7) 黒岩義之, 園生雅弘. 臨床誘発電位ハンドブック. 東京: 中外医学社; 1998.

〈髙橋 修〉

II．神経生理各論　5．磁気刺激

 磁気刺激とは何か？

Key words

磁気刺激装置，磁気刺激コイル，経頭蓋磁気刺激，磁気刺激の安全性

　医療現場でよく知られている磁気を使用した検査としては，MRI（magnetic resonanse imaging：磁気共鳴画像）がある．CT検査のようにX線を使うことなく，強い磁石と電波を利用して体内の水素原子が持つ磁気に強力な磁場を与えることにより，原子の状態をコンピューターによりデジタル断面画像にする検査機器である．MRIと磁気刺激として用いられる磁気にはどのような違いがあるのだろうか．MRIと磁気刺激を比較すると，MRIは一般に使用される磁気の強度は1.5T（テスラ）前後（最近では3Tも使用）の静磁場装置である．一方，磁気刺激は変動磁場であり，神経系への刺激を行える装置である．1.5T前後の磁気強度をもつのは同様だが，装置自体はMRIと比べ小型のものとなる．実際に磁気刺激を行うには，磁気刺激装置と刺激コイルが必要となる．磁気刺激装置は大量の電荷を蓄えることができ，刺激コイルに急速に電流が流れることにより，変動磁場が発生する．発生した変動磁場は電磁誘導の現象を引き起こし，生体内に二次的に渦電流（誘導電流）を誘導し，生体内の神経組織を刺激することができる．ヒトへの臨床応用は末梢神経を刺激することにより，筋肉の収縮を観察したり，筋活動電位を記録することから始まっている．

　1985年，Barkerら[1]によって，非侵襲的（痛みを伴わず）にヒトの脳を刺激する方法が，経頭蓋磁気刺激（transcranial magnetic stimulation：TMS）として開発，本邦でも真野ら，宇川らによって開発研究がなされ，それ以後，神経系の電気生理学的な診断・検査や病態機能評価，さらに，治療および治療効果の判定として広く臨床応用されている．経頭蓋磁気刺激の方法として，単発刺激，2連発刺激，反復刺激などいくつかの手法があり，特に反復経頭蓋磁気刺激法は神経系に可塑性などの変化を引き起こす可能性がある．そのため，脳卒中後遺症，神経筋疾患，精神疾患など各疾患の臨床応用として，現在期待されている．

　本稿では，磁気刺激装置および磁気刺激コイル，経頭蓋磁気刺激，磁気刺激の安全性を中心に概説する．

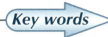 磁気刺激コイル

　磁気刺激コイルには円形コイル，8の字コイル，ダブルコーンコイル（図1）などがあり，1.5〜3.0cmの深さの皮質の神経細胞を興奮させられると考えられている．

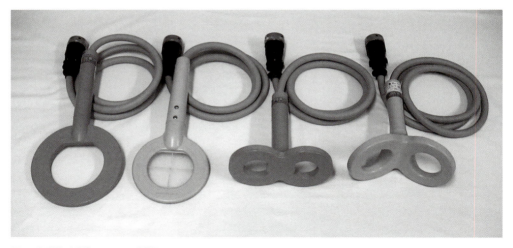

図1●磁気刺激コイルの種類
左の2つは円形コイル，中央は8の字コイル，右はダブルコーンコイル

　生体部位に円形コイルを設置し電流が流れると，コイルの周囲に磁場が発生し，生体にはコイルの電流と逆向きに渦電流が生じる．

　渦電流の強さ（誘導電流密度）は，コイルの輪の真下で最大となり，コイルの中心ではゼロとなる．円形コイルを用いた磁気刺激では，生体のかなりの広範囲にわたっての渦電流が流れる．そのため，局所的な刺激に適していない．

　一方，8の字コイルとダブルコーンコイルは，渦電流を狭い範囲に集中させることができるように考案され，局所的な刺激が可能となっている．

　8の字コイルは，円形コイルを平面に2つ並べた形状をしており，2つのコイルの交点でコイルの接線方向に渦電流が流れるようになっており，このコイルを用いることにより，大脳皮質では5mm以内の空間分解能をもって，局所的な刺激が可能であるとの報告もある[2]．

　ダブルコーンコイルは，8の字コイルと同様に円形コイルを2つ並べた形状をしているが，平面ではなくコイル同士のなす角度が直角あるいはやや鋭角になっているもので，2つのコイルに頭部が挟まるように工夫され作られたものである．下肢の運動野や脳幹部の錘体路などの深部を刺激するのに適している．

　このように，磁気刺激の局在性と範囲はコイルの大きさや形状によって大きく異なり，また刺激時の生体に置いたコイルの角度や方向，刺激の強度によってもまた変化する．

2　磁気刺激装置（図2）

　磁気刺激装置には，大きく単相性刺激装置と2相性刺激装置の2種類に大別される．単相性（モノフェージック）装置は，コイルにいったん流した電流が逆流しないような回路となっており，誘導電流は一方向性に流れて，神経を刺激するため，一般に単発刺激や2連発刺激での検査に用いられている．

　単発刺激とは，たとえば，大脳皮質運動野を1回刺激して，刺激インパルスが錘体路を伝わり，

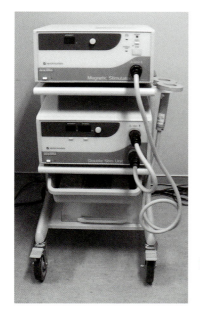

図2● 磁気刺激装置
この装置は上部が磁気刺激装置で下部にダブル刺激ユニットがあり，
2連発刺激が可能な磁気刺激装置である．

末梢の筋肉が収縮したときの運動誘発電位（motor evoked potential；以下 MEP）を評価するときに行う．

これにより，大脳皮質運動野の神経が興奮してから，末梢の筋肉が興奮するまでの伝導時間や大脳皮質運動野の興奮性をみることができる．

頸部後方部や腰部に磁気刺激コイルを置いて刺激し，得られた末梢の伝導時間を大脳皮質運動野の刺激から得られた伝導時間からそれぞれ差引すれば，中枢運動伝導時間がわかる．

2連発刺激は1つまたは2つの刺激コイル（運動野と違う場所；対側半球，対側小脳，同側他部位）を用いて，2つの刺激をさまざまな刺激時間間隔で与えることにより，皮質-皮質間抑制の機能や運動野における神経回路機能の評価をすることができる．

反復刺激はある一定の間隔で刺激を繰り返す，反復経頭蓋磁気刺激法（repetitive TMS：rTMS）として用いられており，規則的な刺激として高頻度と低頻度刺激がある．1Hz 以上の刺激の頻度の刺激を高頻度，1Hz 未満の刺激を低頻度刺激としている．低頻度刺激は皮質の興奮性を抑える方向に作用し，高頻度刺激は高める方向に作用するといわれている．

3 経頭蓋磁気刺激

大脳皮質運動野の頭皮の部位に磁気刺激コイルを置き，経頭蓋磁気刺激を行うと，頭蓋骨を通った変動磁場はコイルの電流と反対方向の渦電流となり，大脳皮質運動野を刺激し，発生した下行性のインパルスは脳幹部，脊髄の錐体路の神経線維（皮質脊髄路）を通って脊髄前角細胞に到達後，末梢神経を介して，興奮は伝播していき手足の筋肉が収縮する（図3）．

しかしこの経頭蓋磁気刺激後の興奮伝播は，やや複雑である．大脳皮質運動野の錐体細胞の興奮には軸索小丘の直接的興奮と皮質介在ニューロンや前運動野，感覚野，視床などからの興奮性入力線維の興奮による間接的興奮が一連のインパルス群（multiple descending volleys）を形成してい

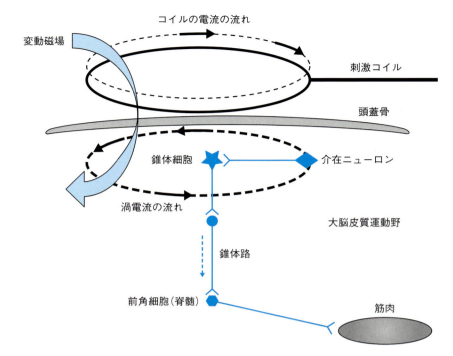

図3 ●経頭蓋磁気刺激のシェーマ1（大脳皮質での渦電流の流れと興奮伝播）
刺激コイルに急速に電流が流れると，変動磁場が発生し，頭蓋骨を容易に通過して，大脳皮質には刺激コイルに流れた電流とは逆向きの渦電流が流れる．渦電流は大脳皮質と平行に流れて，皮質に平行に走る介在ニューロンがまず刺激され，間接的に錐体細胞を刺激して興奮伝播が始まる．

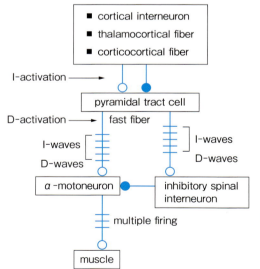

図4 ●経頭蓋磁気刺激のシェーマ2（出江紳一. 総合リハ. 1996; 24: 109-21)[3]
経頭蓋磁気刺激による一連のインパルス（multiple descending volleys）を介した皮質の興奮と骨格筋までの興奮伝播．

る[3]).

　複数の錐体路線維を下降した multiple descending volleys は α 運動神経に興奮性シナプス後電位（EPSP）の時間的空間的加重を生じる．一方で multiple descending volleys は脊髄抑制性介在ニューロンを介して α 運動神経に抑制性シナプス後電位（IPSP）を生じる．そして，複数の EPSP と IPSP の総和が閾値を超えると α 運動神経に活動電位が生じ，筋が興奮する（図4）．そのとき，筋から波形記録をとると，MEP が導出される．MEP の潜時から経頭蓋磁気刺激では伝導速度の速い錐体路細胞が興奮すると考えられている．

　この一連の伝播で特徴的なことは，経頭蓋磁気刺激は一般に大脳皮質運動野の錐体細胞を直接刺激しているわけではない．図3で示したように，渦電流は大脳皮質と平行に流れるため，皮質に垂直に走る錐体細胞は興奮しにくく，平行に走る介在ニューロンがまず刺激され，間接的に錐体細胞を刺激することになる．

　この間接的（indirect）と直接的（direct）という言葉から，下降性の波を I-wave（I1, I2, I3-wave）と D-wave とよんでおり，multiple descending volleys では I-wave が 1〜2ms 間隔で出現する．経頭蓋磁気刺激では D-wave が欠如することが多いが，刺激強度を強くしたり，コイルや誘導電流の向きを工夫すると D-wave が出現することがある．ヒトの手の運動野に8の字コイルを用いて刺激する場合，頭部の後方から前方へ誘導電流が向かう刺激では主に I-wave を誘発する．外側から内向きに向かう刺激では D-wave を誘発する．また，誘導電流が中心溝より前向きから内向きの刺激では I1-wave が誘発されやすく，後ろ向きから外向き刺激では I3-wave が誘発されやすい．

4　磁気刺激の安全性[4)]

　磁気刺激装置は MRI 装置と同様に，電磁場を発生させる装置であるため，コイルの近くに携帯電話，時計，磁気カードがあると壊れてしまう可能性がある．

　経頭蓋磁気刺激は頭蓋内金属があると，発熱し，磁場による力により移動する可能性がある．また，埋め込み型装置には大きな電圧が発生する可能性がある．

　絶対的な禁忌としては，脳内に脳動脈クリッピングや埋め込み型刺激装置（脳深部刺激の電極，硬膜外電極，硬膜下電極，迷走神経刺激電極など），ペースメーカ，人工内耳，植え込み型投薬装置を有する患者などである．また，相対的禁忌ではてんかんの既往，妊娠，安全基準を超える規則的な rTMS，頭蓋内病変の既往，けいれん閾値を低下させる薬剤の内服歴，睡眠不足，アルコール依存，重篤な心疾患を有する患者などである．被検者および患者，検者に対する磁場の曝露については，単発および二連発の経頭蓋磁気刺激による磁場の曝露は，磁場の発生が一瞬であるため，生体には影響しないと考えられている．小児においても，重篤な有害事象は報告されていない．rTMS の場合は，高い刺激強度や長期間にわたっての刺激における磁場の曝露による有害事象については明らかでない．検者についてはほとんどエビデンスがないが，コイルから少なくとも 0.7m 以上離れて経頭蓋磁気刺激を行うことが望ましいとされる．

　他に rTMS では留意点がある．磁気刺激時の刺激音は聴力障害の可能性があり，耳栓などで予防が必要である．刺激後，40％程度で頭痛や頸部痛がみられることが報告されているが，鎮痛薬で回復するものが大半で，片頭痛が引き起こされるという報告はない．認知機能に関する有害事象

として，過度の疲労感，集中力障害，記憶障害などが報告されているが，軽症で一過性であり，かつ非常にまれである．組織障害の報告は認められていない．rTMSにより，海馬やレンズ核からドーパミンなどの神経伝達物質が放出されることや大脳皮質のグルタミン酸，辺縁系のセロトニン代謝に影響を与える．自律神経系では一過性の血圧および脈拍数の上昇などが報告されている．

■ 文献

1) Barker AT, Jalinous R, Freeston IL. Non-invasive magnetic stimulation of the human motor cortex. Lancet. 1985; 1: 1106-7.
2) Ueno S, Matsuda T, Fujiki M. Functional mapping of the human motor cortex obtained by focal and vectorial magnetic stimulation of the brain. IEEE Trans Magn. 1990; 26: 1539-44.
3) 出江紳一. 特集リハビリテーション医学の基礎研究: 神経・筋系, 経頭蓋磁気刺激―計測値の意義と問題点およびリハビリテーションへの臨床応用―. 総合リハ. 1996; 24: 109-21.
4) 松本英之, 宇川義一. 磁気刺激法の安全性に関するガイドライン. 臨床神経生理. 2011; 39: 34-45.

〈古川俊明〉

Ⅱ．神経生理各論　5．磁気刺激

B 磁気刺激の使い方

Key words

磁気刺激装置，刺激コイル，運動誘発電位（motor evoked potential：MEP），連続磁気刺激

この稿では磁気刺激を研究や臨床場面でどのように応用したらよいかについて概説する．

1 磁気刺激に用いられる機器

　磁気刺激に用いられる機器については大きく分けて，磁気刺激装置（図1），刺激コイル（図2），筋電計（図3）に分けることができる．磁気刺激装置は前項での理論に基づき，刺激コイルに向けて高圧の電流をチャージし流す役割を担う装置である．磁気刺激装置の設定には刺激強度，刺激速度，刺激回数がある．刺激強度は0から100％で表示される．刺激速度はHzで表わされる．Hzはある振動（この場合磁気刺激）が1秒間に繰り返される回数である．つまり1Hzで刺激するとは1秒当たりに1回磁気刺激をすることである．1Hz以下の刺激を低頻度刺激，1Hzを超えた刺激を高頻度刺激という．刺激コイルは円形コイル，8の字コイル，ダブルコーンコイルがある．円形コイルは刺激部位を視認しやすく固定は容易だが，刺激範囲が広いため限局した部位の刺激には不向きである．8の字コイルは限局した部位の刺激には向いているが，刺激部位を視認しづらく，位置がずれやすいため注意が必要である．筋電計は大脳運動野や末梢神経を刺激した際に，標的筋から得られる運動誘発電位（motor evoked potential：MEP）の観察に用いる．しかし最近では筋電計を内蔵したタイプの磁気刺激装置も販売されている．

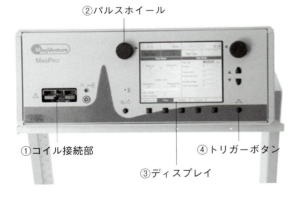

図1 ●磁気刺激装置（MAGPRO R30）
①コイル接続部に電源を切った状態でコイルをつなぐ．②パルスホイールで磁気刺激の強さを設定する．③2連発刺激や連続刺激を行う際には刺激間隔や刺激速度，刺激回数の各種設定をディスプレイ上の表示をみながら行う．④単発刺激の際はトリガーボタンを押すと刺激が出る．

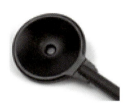 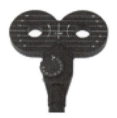 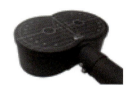

円形コイル　　　　8の字コイル　　　コイルクーラー付き8の字コイル

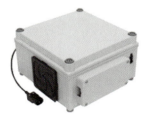

コイルクーラー

図2 ●各種磁気刺激コイル
左から円形コイル，8の字コイル，クーラー付き8の字コイルである．円形コイルは単発刺激や神経根刺激法に適している．8の字コイルは2つの円の連結部を中心に誘導電流を流すことができ，より狭い範囲での刺激が可能である．ただし電流の流れる向きがあるので注意が必要である．2連発刺激や連続磁気刺激にはこのタイプが用いられる．クーラー付き8の字コイルはコイルを冷やす冷媒が内蔵されており，より長時間の連続磁気刺激を可能とするものである．このほかダブルコーンコイルなどがある．

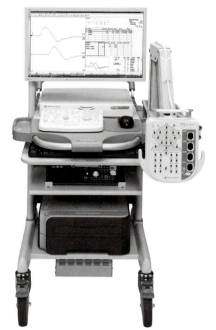

図3 ●筋電計
磁気刺激をした際の標的筋から得られる運動誘発電位の観察に用いられる．磁気刺激装置と接続することで刺激をトリガーとして波形を記録したり，筋電計から信号を出力して連続磁気刺激の際のトリガーにしたりする際にも利用される．

2 刺激の種類

刺激の種類には単発刺激，2連発刺激，反復刺激がある．主に単発，2連発刺激では得られたMEPの振幅や潜時の変化を測定することによる神経生理学的検査として，反復刺激では大脳皮質興奮性の変化を起こすことによる治療的介入としての役割がある．

a. 単発刺激

TMSの最大の利点は痛みなく，大脳や脊髄神経根（図4）を刺激できることである．単発刺激では，TMSと神経根刺激の組み合わせにより中枢運動伝導時間を測定することができる．TMSで得られたMEP潜時から脊髄の神経根を刺激した際に得られるMEP潜時を引き算すると中枢運動伝導時間を得ることができる．また単発刺激は後述する反復経頭蓋磁気刺激法の際に連続磁気刺激法前の刺激強度の決定や刺激前後の皮質脊髄路の評価にも用いられる．

b. 2連発刺激

運動野2連発刺激法は運動野上に配置した刺激コイルを用いて文字通り続けて2発の磁気刺激

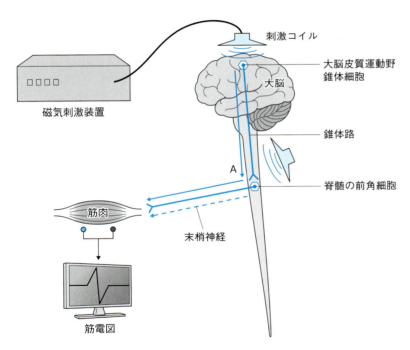

図4 ●経頭蓋磁気刺激法のシェーマ
コイル内に電流を発生させ大脳皮質運動野の錐体細胞を痛みなく刺激することができる．錐体細胞の興奮は錐体路を下降し，脊髄の前角細胞，末梢神経を経て筋肉を収縮させる．その際筋電計では運動誘発電位が記録される．大脳皮質運動野と脊髄神経根での2カ所で刺激を行うことにより，脳皮質運動野の錐体細胞から脊髄前角細胞までの伝導時間である中枢神経伝導時間を算出することもできる．
中枢運動伝導時間＝A（大脳皮質から筋肉までの伝導時間）－B（脊髄前角細胞から筋肉までの伝導時間）

を行う方法である．2発の磁気刺激の間の刺激間隔（interstimulus interval：ISI）を変えることで運動野の興奮性の評価を行う．運動閾値（なんとかMEPがでる刺激の強さ）よりも弱い刺激強度の条件刺激の後に閾値以上の試験刺激を行う．ISIが1～5 msではMEPの振幅は小さくなり，ISIが10～15 msではMEP振幅が大きくなる．この現象はそれぞれ運動野内の抑制および促通機構を反映していると考えられている．また閾値以上の強度で条件刺激，試験刺激を行った場合，ISIが50～200 msで抑制効果が得られることがわかっている．ISI 1～5 msの抑制を短潜時皮質内抑制（intra-cortical inhibition：SICI），ISI 10～15 msの促通を皮質内促通（intra-cortical facilitation：ICF），ISI 50～200 msの抑制を長潜時皮質内抑制（long interval inter-cortical inhibition：LICI）とよぶ．

c. 反復刺激

反復経頭蓋磁気刺激（repetitive transcranial magnetic stimulation：rTMS）は治療的介入として行われる．rTMSを行うことで，一時的に皮質の興奮性を抑えたり増強したりすることができることがわかっている．詳細は次稿に譲るが，たとえば脳卒中患者では障害された側の大脳半球は皮質の興奮性が低下し，反対に障害されていない大脳半球は興奮性が高まってしまっている．通常のリハビリテーション訓練に加えて，rTMSにより興奮性を高めたり抑えてあげたりすることで，障害を受けた手足の機能が改善する．ただしrTMSが大脳皮質に与える影響は，刺激する部位や刺激頻度，強度，刺激方向によりさまざまである．特に刺激パルスの波形が単相性か二相性かで，得られるMEPの振幅や有効な刺激方向が異なるので注意が必要である．

3 TMSの実際

a. 準備

1) アース，電源をつなぐ

磁気刺激装置の使用の際には非常に高い電力を必要とするため，通常他の機器とは別の壁コンセントを使用することが推奨される．また使用する部屋で使用することができる電力の総量が小さい場合には注意が必要である．

2) コイル，磁気刺激装置，筋電計の接続

それぞれの機器を付属のケーブルでつなぐ必要がある．感電をさけるため電源が入っていない状態での接続が推奨される．また筋電計を内蔵していない磁気刺激装置ではrTMSの際に筋電計側のトリガー入力および出力端子と刺激装置側の外部トリガー入力端子間を接続し両機器を連動させる必要がある．

3) 検査用具の確認

検査用具として筋電計につなぐ記録電極と接地電極が必要となる．有害事象として聴覚異常の報告があり耳栓の使用が推奨されており，耳栓の準備も必要である．また皮膚の皮脂を取り除くためのアルコール綿や磁気刺激部位のマーキングを行うためにメジャーやマジックの用意しておくとよい．連続磁気刺激を行う際にはコイル温度が上昇すると安全装置が働き刺激ができなくなるため，コイルを冷やすための氷嚢やコイルクーラーも必要となる．

4) 被検者への対応

　被検者には検査の内容を十分に説明し，同意を得たうえで検査や治療を行う．また心臓ペースメーカー，人工内耳，その他の電子装置を埋め込んでいる方や，妊娠中の女性への施行は禁忌となるため，施行前に必ず確認をとることが必要である．痛みがないことや手や足が自分の意志とは関係なく動いてしまうことなどを前もって説明しておくことが，施行中の不要な筋電図の混入を防ぐコツである．また通常30分から1時間程度の時間がかかるためトイレなどは先に済ませてきてもらう．

b. 姿勢

　得られるMEPは運動をイメージするだけでも増大することがわかっており（図5），被検者や患者が一定時間同一姿勢を保てなければならないため，安楽である必要がある．椅子で行う場合にはリクライニングが可能なものがよく，体格に合わせて複数のクッションを用いて毎施行時同一姿勢にする．ベッドで行う場合も同様にクッションなど用いて安楽な姿勢とする．特に頭頸部の安静が保てない状況では，コイルの位置がずれてしまい，刺激する場所が変わってしまう．例えば左大脳皮質手指運動野領域を磁気刺激すると自分の意志とは無関係に手指が動いてしまうが，その刺激位置が5mmずれてしまっただけで手指は動かなくなってしまうため，コイルの固定とともに姿勢はとても大切である．

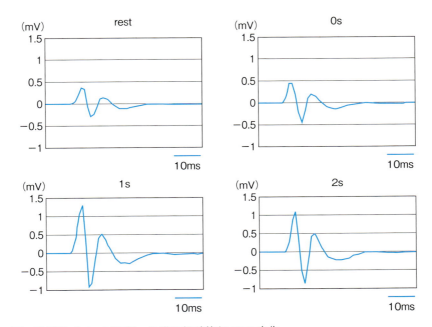

図5 ● 運動イメージを行った際の経時的なMEP変化
運動イメージを2秒間行った際には運動イメージを行う直前（0s）からMEP振幅が徐々に大きくなり，イメージ中（1s, 2s）は明らかにMEP振幅が増大している．このように運動をイメージするだけでもMEPは変化することがわかっており，被検者の安静状態が重要である．

c. 標的筋への筋電図電極の貼付

標的とする大脳のエリアに刺激が行われているかを確認するため，筋電計により標的筋の活動を評価する．標的筋には上肢の場合には短母指外転筋や第一背側骨間筋が，下肢の場合には前脛骨筋が選ばれることが多い．また実際の研究では標的筋以外にも記録電極を貼付し，多チャンネルで筋電を観察し筋電の混入がないことを確認するとよい．このことにより十分な安静が取れていることを証明することができる．接地電極は刺激部位と記録電極の間に貼付する．

d. 刺激部位の決定

最適刺激部位の決定のため，まず単発刺激が行われる．コイルのスイッチをトリガーとしMEPが導出できるように筋電計の設定を行う．刺激装置と筋電計が別の場合には，刺激装置からの信号を合図に筋電計が記録を行える設定にしなくてはならない．通常磁気刺激装置は単発モードやマニュアルモードに，筋電計は外部入力（external mode など）設定する．詳細はそれぞれ機器のマニュアルを参考にしていただきたい．筋電計のモニターは磁気刺激前30ms程度の背景筋活動を観察するために delay time を設定する．このことにより刺激前に安静が得られているかの評価を行う．つまりここで筋活動がみられた場合には，安静時のMEPではないことを意味する．

最適刺激部位は最小の刺激強度で，MEPが得られ潜時が最短となる部位である．導出したい筋によりおよその部位はわかっており，脳波検査における電極配置基準である国際10-20法を指標に位置を同定していく．例えば，手指の最適刺激部位は頭頂部Czから外側に4から7cm，前後2cm付近に多い．はじめは60〜70%程度の刺激強度とし，MEPを導出できたら徐々に刺激を弱めていき，最適刺激部位を探る．また最適刺激部位は hot spot ともよばれる．

e. 運動閾値の測定

運動閾値（motor threshold：MT）には安静時運動閾値と収縮時運動閾値がある．安静時運動閾値は安静状態で，振幅$100\mu V$以上のMEPが10から20発の刺激により50%以上の確率で導出できる最小の刺激強度とする．ちなみに手指筋での安静時MTは40から50%前後のことが多い．収縮時運動閾値は弱収縮を行わせながらMTを求める方法である．この際筋電バイオフィードバック装置を用いる．標的筋の最大収縮を基準とし，その10%から20%程度の弱収縮を行わせつつ，一定した促通状態でのMTを求める．この際も100から$200\mu V$のMEPが50%以上の確率で導出できる最小強度を閾値とする．実際の測定では安静時閾値の120%の強度もしくは標的筋に1mVのMEPを導出できる強度で刺激を行うことが多い．閾値より強い場合を閾値上刺激，閾値より弱い場合を閾値下刺激という．

まとめ

本稿では磁気刺激に必要な機器，刺激方法，TMSの実際について解説した．磁気刺激法は非浸襲的で痛みなく大脳皮質や脊髄神経根を刺激することができる．単発刺激は皮質脊髄路の評価などに，2連発刺激法は皮質内の促通や抑制機構評価に，連続刺激は治療的介入として用いられる．磁気刺激を行う際には，各機器のマニュアルや磁気刺激の安全性に関するガイドラインに準拠し，安全性に配慮して磁気刺激を行う必要がある．

■ 文献

1) 児玉三彦. リハビリテーション技術. TMS の治療応用. 臨床リハ. 2005; 14: 850-2.
2) 松本英之, 花島律子. 経頭蓋磁気刺激の臨床応用 update. 経頭蓋磁気刺激の臨床応用と将来展望. 神経内科. 2014; 80: 279-85.
3) 出江紳一. 経頭蓋磁気刺激をリハに使う　臨床への応用. 片麻痺. リハビリテーション医学. 2002; 39: 767-73.
4) Aono K, Kodama M, Masakado Y, et al. Changes in cortical excitability during and just before motor imagery. Tokai J Exp Clin Med. 2013; 38: 1-6.

〈青野宏治〉

II．神経生理各論　5．磁気刺激

C 磁気刺激の臨床応用

> **Key words**
>
> 大脳皮質一次運動野，経頭蓋磁気刺激（transcranial magnetic stimulation：TMS），運動誘発電位（motor evoked potential：MEP），可塑性変化，パーキンソン病，脳卒中片麻痺上肢

　1940 年代，カナダの脳外科医ペンフィールドは無麻酔下での開頭術中にヒトの大脳皮質に電気刺激を加えるという手法により，一次運動野・体性感覚野それぞれの各部位と身体各所の対応関係についてのモデルを作成した[1]．ペンフィールドのホムンクルス（図 1）として知られるこのモデルを誰しも一度は目にしたことがあろう．

　このモデルが発表されすでに 70 年以上が経過した今日，われわれは被験者に何ら侵襲を与えることなく運動野皮質における身体各所の局在やその機能について調べることができる．1985 年に Barker ら[4]が経頭蓋磁気刺激法（transcranial magnetic stimulation：TMS）を開発して以降，運動制御のみならず言語や視覚機能，さらには高次脳機能に至るヒトの脳機能の様々な領域の臨床や

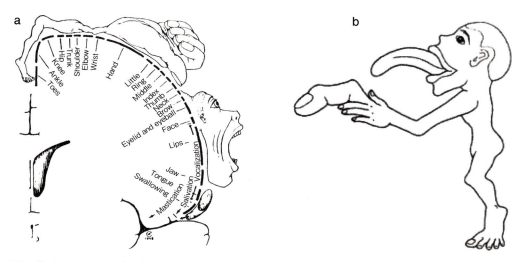

図 1 ● ペンフィールドのホムンクルス
　a：体の様々な部位の機能が大脳皮質の運動野のどこに対応しているのかを表す"脳の地図"（Schott GD. J Neurol Neurosurg Psychiatry.1993; 56: 329-33）[2]
　b：大脳皮質の各部位の表面積の比率に従って，体の大きさを変形して表した模型（池谷祐二．進化しすぎた脳．中高生と語る［大脳生理学］の最前線．東京：講談社ブルーバックス; 2007. p.47-8）[3]

研究に用いられるようになった．

本稿では，実際の臨床検査やリハビリテーション（リハ）の場における運動機能の評価にあたってTMSがどのように使用されているかについて概説し，さらに近年リハ治療の一環としてのニューロモデュレーションの一手法として注目されるようになったTMSの治療応用について触れることとしたい．

1 臨床検査としての磁気刺激

a. 運動誘発電位

TMSは刺激が出力される電磁石（刺激用コイル）を頭皮上におき，瞬間的に高電流を流し磁場を発生させることで，何ら侵襲を与えることなくコイル直下に渦電流を惹起させ脳組織を刺激する技術である．詳細なメカニズムは後述することとしたいが，たとえば，片側の運動野を刺激すると脳の表面付近，すなわち皮質にある脳細胞に電気的興奮が起こり，これが皮質脊髄路を伝搬し下降していく．延髄の錐体交差で反対側へと交差しながら脊髄に達すると，脊髄前角で運動ニューロンが刺激され支配筋に筋収縮が生じる．その筋電活動を電位としてとらえたのが運動誘発電位（motor evoked potential：MEP）である．図2は実際のMEP測定場面を模式的に表したところである．

MEPは脳の障害のみならずヒトが生体として生存していくうえで営まれるあらゆる活動，たとえば物を見る，音を聞く，動作や運動をイメージする，あるいは実際に随意運動を行うといった事象に影響されさまざまな変化をみせる．このことはヒトの運動が脳内ネットワークのなかで様々な情報により装飾されながら行われており，かつ逐一脳の興奮性が変化していることを意味する．実際の臨床現場ではMEPの振幅や潜時，さらに運動閾値といったパラメータにそれが示され，機能評価に活用されている．

b. 運動誘発電位の潜時

TMSはある標的を特定したうえで行うのが通常である．図3は健常者において運動野の手指領域を刺激し短母指外転筋を標的として導出したMEPの典型的な波形である．この図の横軸は時間的な流れを示しており，TMSが与えられた時間を0ms（図の1番左側）とし，基線からMEPの

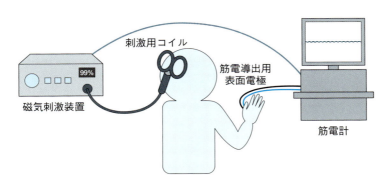

図2 ●経頭蓋磁気刺激によるMEP導出

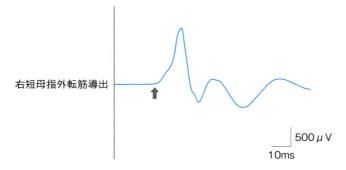

図3 ●運動野手指領域刺激で導出したMEP

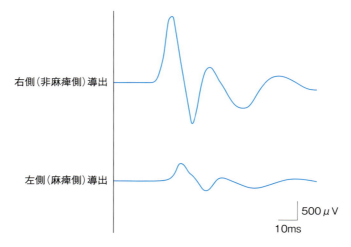

図4 ●麻痺側と非麻痺側でのMEPの比較

陰性方向（上向き）の立ち上がり（矢印）までの時間が潜時である．このMEPでは約20msで，健常者の手内筋から導出するMEP潜時として平均的である[5]．

　MEP潜時に影響する因子としてまず刺激部位があげられる．最小の刺激強度でMEPが導出でき，かつ潜時が最短となる部位がhot spotとよばれる最適刺激部位である．よってそこからコイルが外れていると潜時は長くなる．

　さて，ここでTMSによるMEP発生のメカニズムを考えてみたい．TMSは頭蓋内に水平方向の渦電流を発生する．動物実験によって，運動野へのTMSでは錐体路細胞は直接興奮せず，運動野皮質内の介在ニューロンが興奮することが示唆されている．それがシナプスを介し間接的に下行性インパルスを形成する．この電気的興奮は脊髄硬膜外電極で導出されindirect wave（I波）とよばれる．一方，高強度でTMSを与えると錐体路細胞が直接的に興奮し下行性インパルスを発する．これがdirect wave（D波）であり，シナプスを介することがない分，硬膜外電極で観察するとI波より潜時が早い．このようにして発生し皮質脊髄路を下行していくインパルスは次に脊髄運動神経を興奮させることになるが，安静時にはその興奮閾値は高いため低出力のTMSで生じる単発のI波のみでは興奮せず，筋収縮は生じない．次第に刺激強度を上げていくと複数生じたI波が時間的なずれをもって次々に下行し到達することで閾値が下がり（時間的加重），ついに運動神経が興

奮し筋収縮が惹起されることではじめて MEP が導出される．

　図4は脳梗塞後に分離運動が可能な片麻痺が残存した慢性期症例において，TMS 装置の最大出力で損傷側と非損傷側運動野を刺激し導出した MEP 波形である．損傷側 TMS で導出した MEP の潜時は非損傷側 TMS と比較して延長していることがわかる．このことは運動野で生じた下行性インパルスの伝導の遅さを示唆しており，その要因として経路の損傷あるいは随所における興奮性の低下が影響している可能性があげられる．

C．運動誘発電位の振幅

　MEP 振幅は最も重要なパラメータである．単純に TMS の刺激強度を低強度から次第に高めていくと導出される MEP の振幅は高くなるが，高強度になると MEP の波形は多相性になる．これは興奮する運動単位電位（motor unit potential）が時間的なずれをもって発火し干渉しあって MEP を形成するためで，このような波形では一概に振幅が高くなるばかりではなくなるので注意を要する．

　ここで図4の MEP 波形を振り返ってみたい．一見してわかるように損傷側 TMS で麻痺手から導出した MEP は非損傷側に比し振幅が低い．潜時の項でも述べたように，これは，損傷を受けた皮質脊髄路から脊髄運動神経の経路の一部あるいは全体で TMS による電気的興奮が起こりにくくなっているか，もしくはその伝達に障害をきたしていることを示唆している．脳卒中急性期には損傷側 TMS での MEP 導出が困難なことが多い．しかし急性期に完全麻痺を呈した症例でも，発症早期に損傷側 TMS で MEP が導出できた症例では機能予後が良好とされる[6]．さらにその後の機能回復とともに MEP 振幅が改善するとの報告[7]もみられ，すなわち MEP は錐体路の障害やその程度を反映していると考えられる．

　さらに，前述したように MEP は随意収縮やそれを企図（運動イメージ）したときに大きく変化する[8]．図5は健常者において安静時，運動イメージ中および随意収縮中に導出した MEP 波形である．運動イメージや随意収縮中には運動野皮質あるいは脊髄運動神経の興奮性が高まることが脳

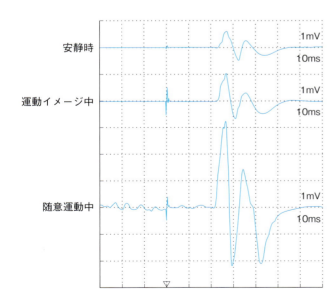

図5 ●同一被検者での安静，運動イメージおよび随意運動時の MEP の比較

神経細胞の代謝の様子を観察する脳機能画像検査で証明されており，同じ現象をMEPでも捉えられる．すなわち，安静時のMEPと比較すると潜時は運動イメージ中に短縮し，随意運動中はさらに短くなる．同様に振幅も増大する．

ここまで述べてきたように，MEP潜時や振幅は皮質脊髄路から脊髄運動神経を介し支配筋に至るまでの時間的な伝わりの速さや大きさのみならず，各所の興奮性を反映するパラメータであることを知っておく必要がある．昨今，健常者のみならず脳卒中症例でも運動イメージにより損傷側運動野の興奮性を高められることがMEPの振幅変化により証明された[9]．このことは随意運動が困難な脳損傷患者でも運動をイメージすることで大脳皮質の興奮性が高められることを意味し，さらにリハ治療に応用していくことに意義があることを示唆している．

d. 運動閾値

運動閾値が重視されるのは，運動野皮質の興奮しやすさには個人差があり，一定の基準に基づいて刺激強度を決定する基準となるからである．経頭蓋的に刺激を与えるTMSでは単純に頭蓋骨や軟部組織の厚さひとつをとっても大脳皮質が興奮するか否かに関係するからで，完全な安静状態で概ね振幅100μVのMEPが10〜20発の刺激により50%以上の確率で導出できる最小の刺激強度が安静時運動閾値である[10]．また，完全な安静状態の維持が容易でないという考えに基づき，微小な筋収縮を被験者に随意的に維持させつつ計測した運動時運動閾値を刺激強度の指標に用いる場合もある．われわれがMEPを記録する際には，安静時運動閾値の120%強度でTMSを与えることが多い．

臨床場面での脳卒中症例の評価として，損傷側TMSによりMEPが導出できる患者でも，その運動閾値は健常者や非損傷側より高い．さらにそれが高いほど脳卒中の機能予後が不良とされている．すなわち，脳損傷患者の皮質脊髄路あるいは脊髄運動神経の興奮性も含めた伝導路全体の興奮性の低さを反映していると考えられる．

e. 皮質静止期

被験者に一定の随意収縮を持続させながら運動野にTMSを与えると，MEPの波形の後に筋の

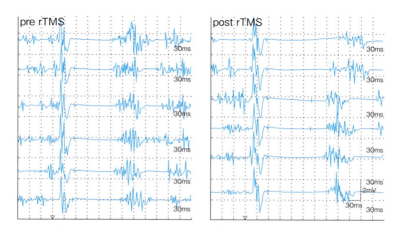

図6 ●パーキンソン病患者におけるrTMS前後のCSPの比較

活動が静止する時間帯が観察される．これを皮質静止期（cortical silent period: CSP）といい，皮質内および脊髄に備わっている抑制機能がTMSによって賦活されて生じるとされる．特に，最初の数十msは脊髄レベルでの抑制機構が，それ以降は皮質内抑制機構が関与するといわれている．CSPを観察することで神経変性疾患，特にパーキンソン病（Parkinson's disease: PD）による皮質内抑制機構の障害が観察できる．図6に不随意運動を伴ったパーキンソン病症例で観察したCSPの著しい短縮とその治療後の変化について示した．パーキンソン病では一般にCSPは短縮するとされ，本症例においてもそれが確認された．一方，後述する反復経頭蓋磁気刺激法（repetitive transcranial magnetic stimulation: rTMS）を治療として同症例に試みた結果，臨床症状の劇的な改善に伴いCSPの延長が観察された[11]．このように，TMSはリハ治療の有効性を検討する際の神経生理学的評価の一手段として有用と考えられる．

2 治療法としての磁気刺激の応用

a. 反復経頭蓋磁気刺激とは？

1990年代中期以降，TMSを一定のリズムで反復して行った場合，すなわちrTMSにより脳機能に一時的な変化が生じることが確認され，このことは同法が治療として応用できる可能性を示した．初期にはパーキンソン病に対する試みが注目され[12]，昨今は脳卒中による片麻痺上肢治療に盛んに試みられている[13]．

さて，rTMSでは刺激の方法，特にその頻度によって皮質脊髄路の興奮性に生じる変化はまったく異なる．刺激頻度は1秒間に何発刺激するかで標記し，単位はHzで表される．一般に5Hz以上を高頻度，1Hz以下を低頻度rTMSという．これまでの知見から前者では皮質興奮性が増強し，後者では低下すると考えられている．このような効果が生じるメカニズムとして，シナプスにおける可塑性変化（plasticity）によるものと推測されている．ここでいう可塑性とは，様々な入力により運動神経回路でのシナプス伝達効率が変化する性質を指す．この変化は大脳において通常記憶に関与する海馬で起こるとされ，それが増強する場合を長期増強long-term potential（LTP），逆に減少する場合を長期抑制long-term depression（LTD）とよぶ．rTMSによりこの現象に類似した現象が引き起こされることが考えられ[14]，短時間ながら刺激終了後も効果が続く要因と考えられている．

b. パーキンソン病への治療応用

パーキンソン病は振戦や固縮および寡動といった運動障害のみならず認知機能にも障害をきたす神経変性疾患であり，緩徐に進行する難病である．中脳の黒質のドーパミン性神経細胞の変性とそれによって運動制御に関与する大脳基底核の機能障害が主病因とされる．抗パーキンソン病薬をはじめとするパーキンソン病に対する薬物療法は神経難病治療という観点においては比較的有効といえるが，一方で近年，特効薬といわれるL-dopaの長期投与がさまざまな運動器合併症を誘発することも問題視されている．このような背景から定位脳手術や脳深部刺激法といった脳外科的治療もさかんに試みられている．

さて，一言でrTMSといってもこれまでの報告で試みられている刺激部位や刺激頻度などの組

み合わせは多種多様である．研究の初期には一次運動野を刺激部位とした報告が多くみられている．近年，運動や動作のプランニングに関与するといわれる補足運動野への実施が有効とされ興味深い．脳機能画像検査法の発達に伴い，補足運動野の興奮性低下が運動の減少と関連していることが報告されており，パーキンソン病では基底核の障害によって補足運動野への求心性のフィードバックが減少するのではないかと推測されるようになった．したがって，前述したように高頻度rTMSにより同部位の興奮性を高めた結果，効果が得られるとの機序が示唆されている．同様の研究は本邦でも試みられ，多施設研究の結果，補足運動野への5Hz-rTMSの有効性が示され，パーキンソン病治療ガイドライン2011の"将来の治療など"の項に取り上げられるに至った[15]．

c. 脳卒中片麻痺上肢に対する反復経頭蓋磁気刺激法

リハ領域におけるrTMSの臨床応用で最も期待が大きい治療の対象は脳卒中による片麻痺である．発症予防や治療法の成熟といったさまざまな医学的進歩により死因では肺炎についで第4位（厚生労働省人口動態統計2011年）となっているものの，片麻痺を含めた機能障害に起因するADL障害はリハ医療において克服しなければならない最も大きな課題であるといえよう．大規模調査の結果，急性期を過ぎた患者の機能障害に対するリハ治療の成果は思いのほか乏しい．片麻痺が有意に改善していく期間は非常に短く，わずか3カ月程度とされる[16]．しかしながら昨今，特に片麻痺上肢に対する新しい取り組みが多く報告されており，rTMSもその1つといえよう．

片麻痺上肢治療法としてのrTMSについて，その方法から述べていきたい．まず，脳卒中患者の脳はどのような状態にあるのであろうか？　重要と思われる点として，左右の大脳半球での運動野の興奮性に不均衡があることがあげられる．図7には脳卒中患者における両側大脳半球の興奮性と大脳半球間（脳梁）抑制（interhemispheric inhibition：IHI）について示した．健常者では左右の脳を結ぶ橋渡しの役割をする脳梁を介しお互いに興奮性を制御しあっている．脳梁には2億本以上の神経線維があるとされ，この制御の仕組みをIHIとよぶ．脳損傷の程度や病期によって相

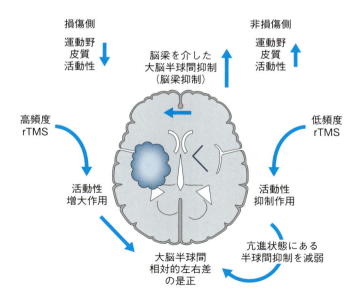

図7 ● 脳卒中の病態とrTMSによる治療の作用機序（児玉三彦, 他. 総合リハ. 2011; 39: 1173-80）[13]

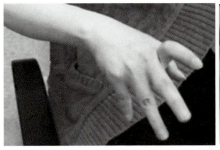 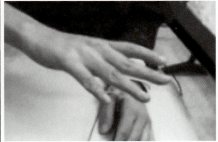

a：pre rTMS　　　　　　　　　　　　b：post rTMS

図8 ●脳卒中患者におけるrTMS前後の伸展時手指の比較

違があるが概要として，まず損傷側の運動野の興奮性は低下し，それに伴い損傷側からのIHIが減弱する．相対的に非損傷側の運動野の興奮性が高まる．すると非損傷側からのIHIが過剰となり，さらに障害側の興奮性が低下することとなる．結果として麻痺肢の運動が妨げられてしまう．

この興奮性の不均等の是正が脳卒中患者に対するrTMS治療の原理である．その1つは障害側に行う興奮性を高めるための高頻度rTMSであり，もう1つは非損傷側に行う抑制性の低頻度rTMSである．

では，その効果はどの程度のものなのであろうか？ 図8にはrTMSが著効した慢性期右片麻痺症例の治療前後での手指運動の変化を示した．非損傷側運動野に安静時運動閾値下強度で30分間の1Hz-rTMSを施行したところ，困難であった手指伸展動作に改善が得られた．また，手首運動を定量的に評価する運動指令解析システムを用いた検討でも有意な改善が観察された[13]．このように一般的なrTMSの効果として，手指動作や運動加速度の増大，およびペグボード課題などで観察される巧緻性の改善などが数多く報告されており[17]，脳卒中治療ガイドライン2009[18]においてもエビデンスとして取り上げられている．

さて，rTMSを1セッションのみ実施した場合の効果は数十分程度に留まることから，作業療法と組み合わせ1〜2週間連日施行する入院治療が有効であるとの報告もみられる[19]．

3　磁気刺激の今後の展望

2013年に報告されたrTMS治療に関する最新のシステマティックレビューによれば，対象症例数の不足からいまだ強く推奨されるべき治療法とは言い難いと結論されている[20]．しかしながら，このようなレビューが行われるまでに，同治療法が治療手段として認識されているのも事実である．その有効性の確立のため，さらなるエビデンスの蓄積に努力を重ねる必要がある．

■ 文献

1) Rasmussen T, Penfield W. Further studies of sensory and motor cerebral cortex of man. Fed Proc. 1947; 6: 452-60.
2) Schott GD. Penfield's homunculus: a note on cerebralcartography. J Neurol Neurosurg Psychiatry. 1993; 56: 329-33.

3) 池谷祐二. 進化しすぎた脳. 中高生と語る［大脳生理学］の最前線. 東京: 講談社ブルーバックス; 2007. p.47-8.
4) Barker AT. The history and basic principles of magnetic stimulation. Elecroencephalogr Clin Neurophysiol Suppl. 1999; 51: 3-21.
5) Eisen AA, Shtybel W. Clinical experience with transcranial magnetic stimulation. Muscle Nerve. 1990; 13: 995-1011.
6) Talelli P, Greenwood RJ, Rothwell JC. Arm function after stroke: Neurophysiological correlates and recovery mechanisms assessed by transcranial magnetic stimulation. Clin Neurophysiol. 2006; 117: 1641-59.
7) Delvaux V, Alagona G, Gérard P, et al. Post-stroke reorganization of hand motor area: a 1-year prospective follow-up with focal transcranial magnetic stimulation. Clin Neurophysiol. 2003; 114: 1217-25.
8) Izumi S, Findley TW, Ikai T, et al. Facilitatory effect of thinking about movement on motor-evoked potentials to transcranial magnetic stimulation of the brain. Am J Phys Med Rehabil. 1995; 74: 207-13.
9) Aono K, Miyashita S, Fujiwara Y, et al. Relationship between event-related desynchronization and cortical excitability in healthy subjects and stroke patients. Tokai J Exp Clin Med. 2013; 38: 123-8.
10) Rossini PM, Barker AT, Berardelli A, et al. Non-invasive electrical and magnetic stimulation of the brain, spinal cord and roots: basic principles and procedures for routine clinical application. Report of an IFCN committee. Electroencephalogr Clin Neurophysiol. 1994; 91: 79-92.
11) Kodama M, Kasahara T, Hyodo M, et al. Effect of low-frequency repetitive transcranial magnetic stimulation combined with physical therapy on L-dopa-induced painful off-period dystonia in Parkinson's disease. Am J Phys Med Rehabil. 2011; 90: 150-5.
12) Pascual-Leone A, Valls-Solé J, Brasil-Neto JP, et al. Akinesia in Parkinson's disease. I. Shortening of simple reaction time with focal, single-pulse transcranial magnetic stimulation. Neurology. 1994; 44: 884-91.
13) 児玉三彦, 正門由久. 磁気刺激の臨床応用　脳卒中リハビリテーションへの応用. 総合リハ. 2011; 39: 1173-80.
14) Chen R, Gerloff C, Classen J, et al. Safety of different inter-train intervals for repetitive transcranial magnetic stimulation and recommendations for safe ranges of stimulation parameters. Electroencephalogr Clin Neurophysiol. 1997; 105: 415-21.
15) パーキンソン病治療ガイドライン作成委員会, 編. 将来の治療など. パーキンソン病治療ガイドライン 2011. 東京: 医学書院; 2011. p.192-4.
16) Jørgensen HS, Nakayama H, Raaschou HO, et al. Outcome and time course of recovery in stroke. Part II: Time course of recovery. The Copenhagen Stroke Study. Arch Phys Med Rehabil. 1995; 76: 406-12.
17) 児玉三彦. 経頭蓋磁気刺激の臨床応用, 反復経頭蓋磁気刺激による片麻痺上肢機能障害の治療. 神経内科. 2014; 80: 330-7.
18) 脳卒中合同ガイドライン委員会, 編. 上肢機能障害に対するリハビリテーション. 脳卒中治療ガイドライン 2009. 東京: 協和企画; 2009. p.305-7.
19) Kakuda W, Abo M, Shimizu M, et al. A multi-center study on low-frequency rTMS combined with intensive occupational therapy for upper limb hemiparesis in post-stroke patients. J Neuroeng Rehabil. 2012; 9: 4.
20) Hao Z, Wang D, Zeng Y, et al. Repetitive transcranial magnetic stimulation for improving function after stroke. Cochrane Database Syst Rev. 2013; 5: CD008862.doi:10.1002/14651858.CD008862.pub2.

〈古賀信太朗　児玉三彦〉

II. 神経生理各論　6. 経頭蓋電気刺激

 経頭蓋電気刺激とは何か？

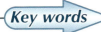

非侵襲的脳刺激法（NIBS），経頭蓋直流電気刺激（tDCS），陽極経頭蓋直流電気刺激（anodal tDCS），陰極頭蓋直流電気刺激（cathodal tDCS）

　脳に直接電気を送りさまざまな効果を得ようとする試みは以前から行われていた．古くは，1世紀に古代ローマ帝国の医師 Largus がシビレエイを頭部に置くことによって頭痛を軽減させることができると記載している．また，11世紀にはイスラム教の医師がてんかん治療として電気ナマズを用いた頭部刺激を行ったという記録もある．

　18世紀に入ると電池の発明を契機に電気刺激療法はより盛んに行われるようになる．特にうつ病をはじめとした各種の精神障害に対する頭部の電気刺激療法はより体系化し，積極的に試みられるようになる．ただし，その効果や脳の生理学的な変化に関しての知見は限られたものであり，十分なエビデンスがあるというものではなかった．

　その後，20世紀後半から21世紀にかけ，大脳の神経生理学的研究や，さまざまな脳刺激法の研究が進むにつれ，非侵襲的脳刺激法（non-invasive brain stimulation：NIBS）としての電気刺激法の認識はより一層強いものへとなっていった．そのなかで，Nitsche と Paulus は頭部における直流電流の弱刺激は極性依存性に大脳皮質の変化を誘導し得ることを実証した．具体的には陽極電流刺激は脳皮質の興奮性を増加させ，逆に陰極刺激は脳皮質の興奮性を低下させるというものである．この経頭蓋直流電気刺激（transcranial direct current stimulation：tDCS）は精神医学の分野や疼痛，そして運動機能への効能などが各種報告され，その生理学的変化に対する知見とともに急速に広がっていった．

　そして現在，tDCS はリハビリテーションの分野においても反復経頭蓋磁気刺激法（repetitive transcranial magnetic stimulation：rTMS）と並び，NIBS の代表として，脳の可塑性を引き出し機能再建に結びつけるさらなる手法として注目されつつある．ここでは tDCS に関して，その作用のメカニズムおよびパラメータ，そして安全性に関する概要を解説する．

1　経頭蓋直流電気刺激のメカニズム

　tDCS では，2枚のパッド電極を頭皮上の刺激したい部位および基準部位に置き，1～2mA の直流電気を通電して両パッド間で電流を流す（図1）．パッド電極はスポンジで被い，スポンジは食

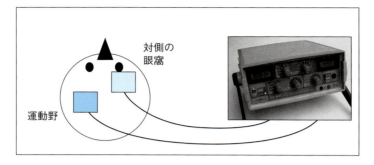

図1 ● 経頭蓋直流電気刺激法（transcranial direct current stimulation：tDCS）
刺激装置（Schneider Electronic, Gleichen, Germany）
図は運動野刺激の例．食塩水を浸したスポンジ状表面電極（35cm²，7cm × 5cm）を運動野と対側の眼窩に固定し，1〜2mAの定常電流を10分間程度通電する．陽極が標的部位にあるものを anode 刺激，陰極が標的部位にあるものを cathode 刺激という．

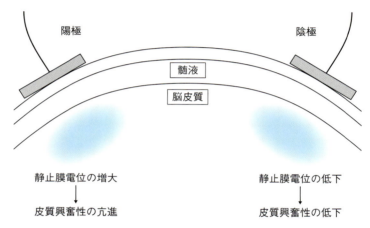

図2 ● 極性に依存した脳皮質の興奮性の変化
tDCSでは，神経細胞の静止膜電位を変化させることによってその興奮性を変化させる．

塩水を含ませ，パッドと皮膚がしっかり密着するようにする．この際に刺激したい部位に置いた電極が陽極である場合を anodal tDCS，陰極である場合を cathodal tDCS とよぶ．

tDCSは経頭蓋磁気刺激などの他の脳刺激法と異なり，直接神経細胞や介在細胞をその刺激により脱分極させたりはせず，主に神経細胞の静止膜電位を変化させてその効果を発揮させる neuromodulator としての機能が主であるといわれている．そしてその静止膜電位の変化は極性に依存しているといわれている．すなわち，陰極電極で刺激を行う cathodal tDCS では神経細胞の細胞膜の静止膜電位を低下させ，過分極してその結果，神経細胞の活動を抑制する．また，陽極電極で刺激を行う anodal tDCS では静止膜電位を増大させることにより脱分極を生じ，神経細胞の活動性を促進する（図2）．これらの tDCS の作用機序に関しては薬剤を用いた検証もなされている．電位依存性のナトリウムチャネルやカルシウムチャネルを阻害すると，anodal tDCS による皮質活動の増強効果が減少し，反対に cathodal tDCS による皮質活動の抑制効果は増強すると報告されてい

■ 表1 ■ tDCSとTMSの違い （田中悟志, 他. Brain Nerve. 2009; 61: 53-64)[2]

	tDCS	TMS
作用機序	主に膜電位の変化	主に活動電位の誘発
刺激に伴う音	無音	クリック音
刺激による皮膚感覚	弱いチクチクした感じ	筋の刺激による弱い痛み
頭痛	全体の12%	全体の23%
発作	報告なし	高頻度刺激で報告あり
価格	数十万〜	数百万〜
装置の大きさ	小型，持ち運び可	大型，移動が難しい
時間解像度	数分	ミリ秒
空間解像度	数センチ程度	1センチ程度

る[1].

　tDCSとよく比較されるTMSとtDCSの違いを表1にまとめる．TMSでもtDCSと同様に皮質の興奮性を変化させることができるがその機序は異なっている．TMSでは変動磁場による渦電流によって主に介在ニューロンの活動電位を引き起こしているのに対して，tDCSは上述のように主に膜電位の状態を変化させている．また，TMSでは刺激に伴いコイルからクリック音が発生するが，tDCSは無音である．これは，さまざまな実験デザインを組むうえで対照群を作りやすいなどの利点がある．TMSでは刺激に伴いコイル直下の筋肉と神経が活性化され，刺激中に不快感を伴うこともあるが，tDCSでは弱いチクチクとした感覚が刺激の開始から数十秒ほど感じられる程度であり，TMSほどの不快感はない．さらにTMSと比較して安価で持ち運びがしやすいなどの利点もある．tDCSの欠点としては安全性のために比較的大きな電極を用いるため局所的な刺激が行えず，そのため，脳機能の詳細をマッピングするような研究には不向きである．また，TMSの

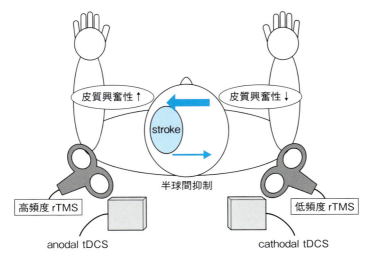

図3 ● 脳卒中の機能回復のための非侵襲的脳刺激の考え方
　NIBSのアプローチ法としては皮質興奮性が低下している損傷半球を高頻度rTMSやanodal tDCSで活性化させるものと，間接的に興奮性の上がっている非損傷半球を低頻度rTMSやcathodal tDCSを用いて抑制する手法がある．

ように，さまざまなタイミングで刺激を行い，その際の脳機能を評価することなどは困難であり，ある一定時間通電してその変化を検討するという形にならざるを得ないなど時間的・空間的な分解能に劣る点が指摘される．このような tDCS，TMS の利点と欠点を踏まえたうえでいずれを使用すべきか決定されるべきである[2]．

TMS，特に一定の刺激間隔で繰り返し刺激を行う rTMS と tDCS は NIBS の代表格であり脳血管障害をはじめさまざまな疾患での介入が試みられている．脳血管障害をはじめとした中枢神経疾患の障害モデルとして，「損傷半球の皮質興奮性の低下」および「非損傷半球の興奮性の上昇」がある．すなわち，両大脳半球は脳梁を介した半球間連絡経路により互いに抑制しあっており，一側大脳半球に障害が生じると，損傷半球から非損傷半球への抑制経路も障害され，非損傷半球の興奮性は増大しそれがさらなる損傷半球への抑制の増加につながるというものである（図3）．そのため治療にあたっての考え方としては損傷半球の興奮性を増大させるアプローチと非損傷半球の興奮性を下げるアプローチの2通りが考えられる．図3に示すように，損傷半球の興奮性を増加させる刺激としては損傷半球への高頻度 rTMS および anodal tDCS が行われ，非損傷半球の興奮性を下げる刺激としては非損傷半球への低頻度 rTMS および cathodal tDCS が用いられる．

2 経頭蓋電気刺激に関わるパラメーター

tDCS に関する研究は近年急速に広まってきているが，その機器の標準化や刺激に関しての国際的な統一した方法というものは確立されておらず，世界中の研究者が試行錯誤している段階である．tDCS を施行する際に考えるべき因子として刺激部位やその極性，刺激強度，刺激時間，また，1日何回のセッションを何日間施行するかなどがあげられる．ここでは代表的なパラメータとしての刺激部位，刺激強度，刺激時間に関して述べる．

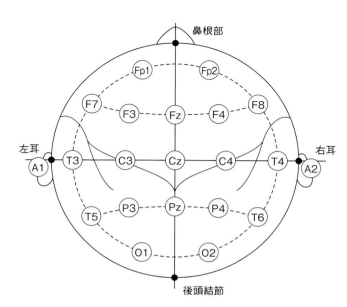

図4 ● 国際 10-20 法による部位の決定

鼻根部と後頭結節，左右の耳介前点を結んだ接点がいわゆる頭頂部の Cz である．先の4点と Cz を基準に頭皮を 10% もしくは 20% の等間隔で区切り，計 21 個の電極配置位置を決定する．

a. 刺激部位

　通常，tDCS では陽極，陰極の 2 枚の電極を用いる．1 枚を変化させたい脳皮質直上に置き，もう 1 枚を基準電極として近傍に置く．脳皮質の刺激部位の決定には脳波測定で用いられる国際 10-20 法が用いられる（図 4）．運動野刺激を考えるならば C3 もしくは C4 が刺激部位として選ばれ，基準電極は対側の眼窩上に置くことが多い．過去の報告では運動機能以外にも体性感覚刺激による触覚弁別能の変化や，視覚野刺激による視覚コントラスト感度の変化，左半球前頭葉刺激による記憶の変化や，側頭葉刺激による失語症の変化，小脳刺激による小脳失調の変化など多彩な症状に対して tDCS による介入が試みられており一定の効果を認めている[2]．

b. 刺激強度

　2 枚の電極間を通電する電流強度であり，通常 mA（ミリアンペア）で表わされる．通常の tDCS では 1〜2mA での刺激が比較的行われ，安全性の問題から 5mA 以上の刺激が行われることは少ない．電流は物理学上の法則として電圧/抵抗で表わされる．ここでいう抵抗とは皮膚抵抗や頭蓋・軟部組織からなる電気抵抗の総和であり，電圧は刺激装置により発生させるものである．すなわち，一定量の電流を流そうとする際に電気抵抗が大きければより大きな電圧をかけなければならず，皮膚など電極に触れる部位の刺激感は増大する．そのため，皮膚をあらかじめ研磨処理したり，電極を食塩水に浸したりして，電極と皮膚の接触を広くするなど抵抗を減らす工夫をすることが望まれる．また，電流が一定であったとしても電極の大きさにより接触部位に流れる電流量が変わる．通常電極の大きさは安全のため電流密度を小さくするために 25〜100cm^2 程度の大きめのものが使用される．

c. 刺激時間

　tDCS において刺激を行う時間である．tDCS では刺激時間の長さが効果の持続時間に影響するとされ，5〜10 分の刺激により 1〜5 時間程度の効果持続が得られるといわれている．このメカニズムには膜電位の変化のみならず，シナプス後ニューロンの N-メチル D アスパラギン酸（NMDA）受容体にも影響する薬理学的な変化も関与し，刺激後も一定時間の脳皮質の興奮性の変化が持続するといわれている．そのため，一般の臨床，研究では通常は 10〜20 分間での刺激を行うことが多い[3]．

3 安全性への配慮

　現在 tDCS の安全性に関してはさまざまな報告があるが，国際的な安全ガイドラインなどは制定されておらず，さまざまな報告が混在している．本邦では日本臨床神経生理学会の脳刺激法に関する委員会より過去の報告をまとめたうえで安全性の勧告がなされている[4]．
　tDCS の副作用として報告されているものは電極貼付部のかゆみ，紅斑，火傷や頭痛などであり，てんかん発作などの重篤な有害事象は認められていない．
　比較的よくみられるのは，刺激に伴う火傷である．火傷を避けるためには，電極と皮膚の接触面積が最大になるようにするのが望ましいとされる．電極面積の広い刺激電極（5cm × 7cm の 35cm^2

が用いられることが多い）で，電極と皮膚の間でのアレルギー反応を避けるため，ゴムの誘導性電極を用いることが推奨される．Nitscheらは電流密度と全電荷量に関し安全範囲の提案を行っている[5]．電流密度（A/cm^2）とは電流を電極の大きさで除算したもので，全電荷量（C/cm^2）とは電流密度を刺激時間で乗算したものである．電流密度25 A/cm^2以下では数時間にわたる刺激でも脳組織への損傷が認められないこと，全電荷量に関しては216 C/cm^2が損傷の観察される最小値であると報告されている[2,5]．

そのうえで，おおむね3mA以内で30分以内の刺激であれば，ほぼ問題ないと現時点では考えてよいであろう．ただし，どんな場合でも不測の事態に備えて準備をして刺激を施行すべきであろう．特に，皮膚が脆弱であったり，かぶれやすい人に行う場合は皮膚損傷への配慮がより一層必要となる．また，何らかの理由で刺激中に装置がうまく動かなくなった場合には，刺激を止めてから装置の調整をすべきである．

近年，tDCSをはじめとしたNIBSは既存のリハビリテーションと併用して行われ始め，一定の効果を得ているものの，いくつかの課題も残されている．適応症例や刺激方法などに確立したものはなく，対象の選定や刺激方法，刺激強度，刺激箇所，リハビリテーション訓練への取り入れ方など，まだ十分なエビデンスとして得られていない部分が大きい．また，tDCSの安全性，特に長期的な安全性に関しても完全に確立されているとはいえず，機器もわが国の薬事法で承認された機器ではないため，あくまで研究用機器として使用する必要がある．そのため，使用に際しては所属機関の倫理委員会での許可を得て，対象者に事前に十分な説明を行い，同意書を取得しておくことが望ましい．

■ 文献

1) Brunoni AR, Nitsche MA, Bolognini N, et al. Clinical research with transcranial direct current stimulation (tDCS): challenges and future directions. Brain Stimul. 2012; 5: 175-95.
2) 田中悟志, 渡邊克巳. 経頭蓋直流電気刺激法－ヒト認知神経科学への応用. Brain Nerve. 2009; 61: 53-64.
3) 佐伯 覚, 小田太士, 松嶋康之, 他. 経頭蓋直流電気刺激. 臨床リハ. 2012; 21: 565-71.
4) 臨床神経生理学会脳刺激法に関する委員会. 経頭蓋直流電気刺激 (transcranial direct current stimulation, tDCS) の安全性について. 臨神生. 2011; 39: 59-60.
5) Nitsche MA, Liebetanz D, Lang N, et al. Safety criteria for transcranial direct current stimulation (tDCS) in humans. Clin Neurophysiol. 2003; 114: 2220-2.

〈補永 薫〉

Ⅱ．神経生理各論　6．経頭蓋電気刺激

B 経頭蓋電気刺激の使い方

Key words

経頭蓋直流電気刺激（tDCS），陽極刺激（anodal tDCS），陰極刺激（cathodal tDCS），シャム（sham）刺激，二重盲検法（double blind test）

前項「経頭蓋電気刺激とは何か？」で述べられているように，経頭蓋電気刺激にはさまざまな種類がある．ここでは，近年再注目され，脳卒中のリハビリテーションに用いられている経頭蓋直流電気刺激（transcranial direct current stimulation：以下 tDCS）について，その使い方および注意点について概説する．

1 経頭蓋直流電気刺激（tDCS）の安全性

tDCS の安全性に関しては，いまだに国際的に確立したガイドラインや安全基準がないのが現状である．2011 年，臨床神経生理学会の脳刺激法に関する委員会は，tDCS の安全性について報告をまとめている[1]．

tDCS の禁忌と考えられる対象は，①頭蓋内や目の中に金属がある，②体内にペースメーカーや埋め込みポンプがある，③頭蓋骨に金属プレートがある，④開頭術を行った既往がある，⑤刺激部位の皮膚障害，である．

tDCS の副作用には，かゆみ，頭痛，火傷，不快感などが報告されている（表 1）[2]．2mA 以下の強度および 20 分以下の刺激時間では，てんかんなどの重篤な有害事象はみられていない．このた

■ 表 1 ■ tDCS による副作用の頻度

（Brunoni AR, et al. Int J Neuropsychopharmacol. 2011; 14: 1133-45 [2] より改変）

症状	tDCS 介入群 117 研究	sham 群 82 研究
かゆみ	46（39.3%）	27（32.9%）
刺す痛み	26（22.2%）	15（18.3%）
頭痛	17（14.8%）	13（16.2%）
火傷	10（ 8.7%）	8（10% ）
不快感	12（10.4%）	11（13.4%）

研究ごとに，少なくとも 1 名にみられた症状を，副作用ありとカウントしている

め，てんかん発症報告のある反復経頭蓋磁気刺激（repetitive transcranial magnetic stimulation: rTMS）と比べると，tDCSは比較的安全といわれる．しかし，引き続き，tDCSの副作用を系統的に観察，報告する必要がある．また，不測の事態に対応できるように準備してtDCSを実施するべきである[1]．また，tDCS実施中は，意識レベルの低下などが起こっていないか観察し，被験者から目を離してはならない．

2　tDCSを使用する目的

tDCSを用いる目的は，経頭蓋磁気刺激（TMS）と同様に，大きく2つに分けられる．1つは，刺激された脳が担う役割や，行動や症状との関係を明らかにすることを目的とする．脳興奮性抑制効果のある陰極刺激（cathodal tDCS）が用いられることが多い．

もう1つは，治療的な介入で，主に疾患による機能障害の軽減を目的とする（次項「経頭蓋直流電気刺激の臨床応用」を参照）．脳興奮性促通効果のある陽極刺激（anodal tDCS）と，陰極刺激の両方が用いられている．

3　tDCSのパラメーター

tDCSを計画する段階で，どのような効果をtDCSに期待するのか，以下のパラメーターについて，あらかじめ考える必要がある．tDCS実施前に確認すべきことを表2にあげ，それぞれについて解説する．

a．刺激部位

各研究の目的や仮説に沿って，脳のどの部位にtDCSによる脳興奮性修飾効果を期待するかを決定する．運動野を刺激する場合，通常，運動野直上に活動電極（陽極あるいは陰極）を置き，対側の眼窩上に基準電極を置く（図1a, b）．TMSによる運動誘発電位（前項参考）を利用すれば，運動野の同定は比較的容易である．TMSを用いない場合や，その他の部位にtDCSを実施する場合

表2　tDCS開始前に確認すべきこと

- ☐ 刺激モード
- ☐ 刺激部位
- ☐ 刺激強度
- ☐ 刺激時間
- ☐ フェードインおよびフェードアウト時間
- ☐ 電極の大きさ
- ☐ 皮膚の状態
- ☐ 皮膚抵抗（インピーダンス）は十分に下げたか
- ☐ 電極の接着状況は十分か
- ☐ 刺激装置と電極の接続（陽極か陰極か）
- ☐ 刺激装置の充電量
- ☐ 被験者への指示（安静，開眼，課題など）

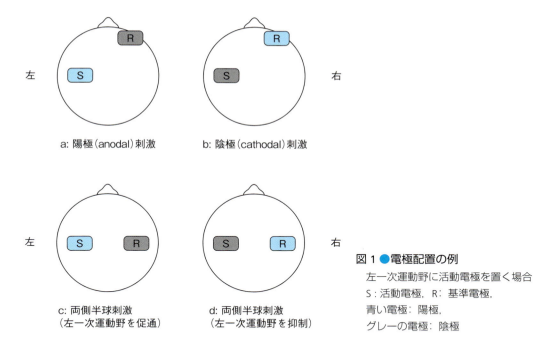

図1 ●電極配置の例
左一次運動野に活動電極を置く場合
S：活動電極，R：基準電極，
青い電極：陽極，
グレーの電極：陰極

には，脳波で用いられる国際10-20法や，過去の論文で定義された位置に基づいて決められる．たとえば，運動野に設置する場合は，国際10-20法のC3およびC4の上に設置する．最近は，ナビゲーションシステムを用いて，脳機能画像（functional MRIなど）から得られる解剖学的，あるいは機能的な領域に活動電極を置き，より個々の状態に合わせてtDCSを実施する研究もみられる．

一方，基準電極をどこに配置するかも重要である．運動野を刺激する場合，基準電極を，通常の対側眼窩上に置くか，対側の運動野に置く（図1c, d）かによって，効果が異なることが報告されている．後者の設置方法は，もともと，脳卒中患者の半球間抑制*1の是正を目的に始まった方法である．なお，脳幹や心臓に刺激が及びうるような電極配置は避けるべきである[1]．

b．電流量

tDCSは直流電流を用い，1から2mAが多い[3]．電流が大きいほど，tDCSの脳を修飾する効果は，強く長く持続することが期待される[4]．tDCSの安全性の指標の1つに，電流／（活動）電極面積がある．たとえば，2mA，35cm^{2}で刺激した場合，電流／電極面積の値は，0.057mA/cm^{2}となり，これを超えないようにする．

刺激装置によっては，交流刺激（transcranial alternative current stimulation：tACS）や他の刺激方法も可能であるので，刺激モードを間違えないようにする．また，刺激中に不具合が疑われた場合は，電流を切ってから確認作業を行う．

---

*1 半球間抑制：大脳半球は，お互いに抑制し合っているが，脳卒中が起こると，損傷半球から非損傷半球への抑制が減少し，非損傷半球から損傷半球への抑制が増強し，このことが損傷半球の機能回復を妨げている場合がある．

c．刺激時間

刺激時間は，通常，数分から 20 分である[3]．刺激時間が長いほど，tDCS の脳を修飾する効果は，強く長く持続することが期待される[4]．刺激時間が長いほど，電極を固定するバンドを必要以上に強く締めすぎないように注意する．刺激装置は十分に充電しておき，刺激中に電池が切れることがないようにする．

d．電極の大きさ

5×7 cm（35 cm²）の電極を，活動電極，基準電極ともに用いるのが最も一般的である．有害事象の 1 つである火傷を避けるためにも，ある程度大きな（35 cm²）電極を用い，ゴムの導電性電極を用いることが推奨されている[1]．

近年，tDCS の効果の範囲や強さを検討するために，電極の大きさは，9～100 cm² まで様々に試みられている[3]．電極の大きさが大きいほど，目的とする部位以外を刺激してしまう可能性が高くなる．たとえば，35 cm² の活動電極を運動野にあてた場合，電極の端は，運動前野にまで到達していることが知られている．活動電極が小さい方が，より局所的に刺激可能で，その効果も高いという報告もある．rTMS と比べると，tDCS の刺激の局所性は劣るが，逆に，臨床的な簡便さにつながっているとも考えられる．

e．フェードイン，フェードアウト時間

tDCS は，電流を上げていくときおよび下げるときに，疼痛などの不快感を生じやすいとされている．そのため，5 秒から 15 秒のフェードインおよびフェードアウトを設けるとよいとされる（図 2）．

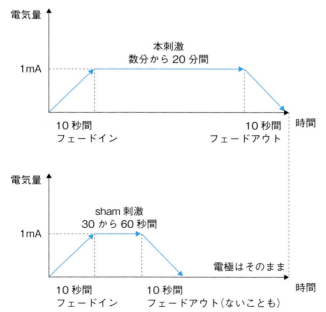

図 2 ● 本刺激と sham 刺激の設定例

4　二重盲検法について

　tDCSの効果を検証するためには，他の治療薬や脳刺激法と同様に，検証したい刺激（本刺激）と偽の刺激（これをsham刺激という）を用いて，被験者および検査者に刺激の種類がわからないように実施し，その結果を比較することが重要である．これを二重盲検法（double blind test）という．これにより，プラセボ効果[*2]や観察者バイアス[*3]を防ぐことができる．

　具体的には，tDCSの場合，sham刺激は，本刺激と同じ電極配置，フェードインおよびフェードアウト時間（フェードアウトを設けずに電源を切る方法もある）を用い，刺激時間は30秒から60秒とすることが多い（電極は，本刺激と同じ時間設置しておく）（図2）．他の脳刺激法と比べると，刺激時間だけが異なるため，tDCSはsham刺激を実施しやすいが，2mAの強い電流を用いた場合には，被験者がその違いに気づいてしまったという報告もある．同じ被験者に2種類以上のtDCSを実施し比較する際には，最低1日，できれば1週間以上間隔をあけることが勧められる．

　また，観察者バイアスを避けるために，評価者と異なる人がtDCSを実施する必要がある．最近，刺激装置に数字を入力することで，設定した刺激のうち，どの刺激が実施されるかわからないようにする機能を持つ刺激装置もある．

5　tDCS実施のコツおよび注意点

a. 電極の設置

　通常，生理食塩水を浸したスポンジを電極に被せてtDCSの電極を設置するが，長い時間刺激すると，乾燥しやすい（図3a）．そのため，最近，脳波で用いられるペーストを電極に直接塗布して，頭皮に設置する方法も行われてきている（図3b）．ペーストの厚さは2〜3mmが推奨されている．

　また，電極設置前に，皮膚をよく擦って，皮膚抵抗（インピーダンス）を十分に下げておく．皮膚抵抗が高いと，tDCSを開始できなかったり，途中で刺激停止する原因となる．

　また，tDCS刺激装置には，陽極と陰極を接続する端子があり，電極がそれぞれ正しく接続されているかどうか，刺激開始前にもう一度確認しておく．

b. tDCS実施中の行為との相互作用

　tDCSは，実施中に被験者にはある程度の自由がある．そのため，tDCS実施中に，作業療法や言語療法のようなリハビリテーションを行うことが可能である．tDCS実施中に何をしているかによって，tDCSの効果が異なることを知っておくべきである．たとえば，運動学習課題は，運動野

[*2] プラセボ効果：本来，効果のない介入によりもたらされる症状や効果をさす．その効果には，治療効果と副作用の両面がある．プラセボ効果の起こる原因については，①暗示効果，②条件付け，③自然治癒力などが考えられている．

[*3] 観察者バイアス：観察者が介入効果を知っていると，観察時に期待される効果が強調され，それ以外の部分に気づきにくいという誤差をさす．

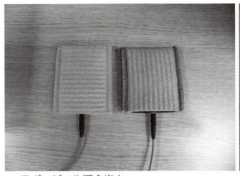
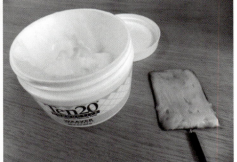

a：スポンジ＋生理食塩水　　　　　　　b：脳波用ペースト

図3 ● tDCSの電極

への陽極刺激実施後よりも，実施中に行うと，より効率がよいことが知られている．このような効果の違いは，機能的 MRI（fMRI：functional MRI）を用いて，安静時や課題中の脳血流を測定した研究結果からも示唆されている．そのため，tDCS を用いた研究を行う場合には，刺激中に被験者がどのような状態でいるか（安静，開眼，課題）を統制することが非常に重要である．

c．薬物との相互作用

脳内の神経ネットワークでは，グルタミン酸，γ-アミノ酪酸（gamma-aminobutyric acid：GABA），ドパミン，アセチルコリン，セロトニンといった伝達物質によって情報伝達されている．そのため，被験者が脳内の伝達物質の機能を修飾する薬物を服用していると，tDCS が薬物と相互作用することが知られている[3]．たとえば，脳内ドパミンを増やす効果のある L-ドーパを服用すると，低用量（25mg）と高用量（200mg）の場合には，tDCS の効果を消滅させたが，中用量（100mg）では，陽極刺激で逆の抑制効果となり，陰極刺激の抑制効果は延長したと報告されている．

そのため，被験者が脳内伝達物質を修飾する薬物を服用しているかどうかを事前に確認する．また，病態的に，これらの伝達物質の機能に異常がある患者の場合，tDCS の効果が健常者とは異なる可能性があることを考慮しておく．

d．効果の個人差

近年，tDCS は，他の脳刺激法と同様に，その効果に個人差があることが報告されている[5]．具体的には，陽極刺激で抑制効果（一般的には促通効果），陰極刺激で促通効果（一般的には抑制効果）のように，期待する効果とまったく逆の効果がみられる被験者が 20 〜 30% いるとされる．

その1つの原因として，脳内抑制ニューロン[5]や，脳可塑性に関与する脳由来神経栄養因子（brain-derived neurotrophic factor：BDNF）[*4]との関連がいわれている．運動野に tDCS を実施する際には，TMS による評価を加えれば，tDCS の効果を確かめることができる．しかし，その他

[*4] 脳由来神経栄養因子（BDNF）：神経細胞の生存や成長，シナプスの興奮性亢進にかかわり，中枢神経系における可塑的な変化に重要な役割を果たしている．

の脳部位に tDCS を実施した場合には，促通あるいは抑制効果があったかを個別に知ることは難しい．

おわりに

tDCS は，その実施の容易さから，治療目的に幅広く実施されてきている．比較的安全とはいわれているが，いまだ明確でない部分があり，引き続きその実施にあたっては，十分な準備・計画と，注意深い観察が必要である．

■ 文献

1) 臨床神経生理学会 脳刺激法に関する委員会. 経頭蓋直流電気刺激（transcranial direct current stimulation, tDCS）の安全性について. 臨床神経生理学. 2011; 39: 59-60.
2) Brunoni AR, Amadera J, Berbel B, et al. A systematic review on reporting and assessment of adverse effects associated with transcranial direct current stimulation. Int J Neuropsychopharmacol. 2011; 14: 1133-45.
3) Nitsche MA, Paulus W. Transcranial direct current stimulation--update 2011. Restor Neurol Neurosci. 2011; 29: 463-92.
4) Nitsche MA, Paulus W. Excitability changes induced in the human motor cortex by weak transcranial direct current stimulation. J Physiol. 2000; 527: 633-9.
5) Wiethoff S, Hamada M, Rothwell JC. Variability in response to transcranial direct current stimulation of the motor cortex. Brain Stimul. 2014; 7: 468-75.

〈新藤恵一郎〉

II. 神経生理各論　6. 経頭蓋電気刺激

C 経頭蓋直流電気刺激の臨床応用

Key words

経頭蓋直流電気刺激（tDCS），皮質興奮性，皮質内抑制，脳可塑性，リハビリテーション

1　経頭蓋直流電気刺激とは

　近年，反復経頭蓋磁気刺激（repetitive transcranial magnetic stimulation：rTMS）ならびに経頭蓋直流電気刺激（transcranial direct current stimulation：tDCS）により頭皮上から脳の神経細胞の活動を変化させ，大脳皮質の興奮性を変化させることが可能となり，健常人のみならず脳卒中などの病態解明に利用され，さらには治療的手技としても応用されつつある．

　tDCSは5×7cmのパッド電極を頭皮上運動野直上と対側眼窩上に置き，1～2mAの直流電流を10分間程度通電する電気刺激である．tDCSはTMSに比し刺激装置が安価であり，電極の固定が容易なことより訓練室での使用も可能であり，簡単に施行が可能である．今後さらに臨床面での応用が期待されている．

　一般的には運動野上に陽極を置く（anodal tDCS）と運動野の興奮性を増加させることが可能で，陰極を置く（cathodal tDCS）と逆に低下させることができる．運動野刺激の位置の決定には，TMSが用いられる．一定の刺激強度のTMSにより標的筋の運動誘発電位（motor evoked potential：MEP）が最大となるTMSコイルの刺激位置がいわゆるホットスポットであり，そこが運動野直上にあたる．通常，1mAの刺激強度では被検者は特に何も感じないのが普通である．電極の接地不良や，パッド電極の濡れ不足，皮膚抵抗が高いと少しピリピリした感じがするので，そのときには確認が必要である．

　少なくとも3分以上の運動野刺激により運動野の興奮性を変化させることが可能である[1]．運動野の興奮性はTMSによるMEPの振幅を計測することで評価が可能である．1mAの刺激強度で5分間のanodal tDCSではTMSによるMEP振幅の増大が刺激後5分まで認められ，cathodal tDCSでは刺激後3分までMEP振幅の低下が認められた．いずれの刺激においても刺激後10分後には効果は消失していたが，刺激時間の延長により効果の持続時間も延長した．

　さらにNitscheら[2]は健常成人を対象にtDCS前後における皮質内抑制（short intracortical inhibition：SICI），皮質内促通（intracortical facilitation：ICF）の変化を経頭蓋磁気二重刺激により検討している．運動野の興奮性は運動野皮質内の抑制系介在ニューロンや促通系介在ニューロンの働きにより調節されている．anodal tDCSによりSICIの減少とICFの増加を認め，cathodal tDCSではSICIの増加とICFの減少を認め，皮質興奮性の変化には皮質介在ニューロンの関与が示唆されると報告している．またLiebetanzら[3]はNMDA（N-メチル-D-アスパラギン酸）拮抗薬であるデキストロメトロファン（dextromethorphan）の投与によりtDCSによる効果は消失することより，tDCSによる皮質興奮性の変化にはNMDA型グルタミン酸受容体が関与していると指摘している．

運動野の下肢の領域は手の領域より深部にあるとされている．Jefferyら[4]は2mA，10分間のanodal tDCS後に前脛骨筋MEP振幅の増加を認め，その増加は刺激後60分後まで持続したと報告しており，手領域と同様に運動野における下肢領域の興奮性もtDCSにより変化させることが可能であるが，下肢ではcathodal tDCSによるMEPの抑制は明らかではなく，下肢領域における興奮性の抑制は上肢に比べ困難であると報告している．

2 安全性の検討

動物実験による大脳電気刺激実験では216Asec/cm^{2}で大脳皮質のダメージが出現することが報告されている[5]．ヒトでの刺激では，Nitscheら[6]は安全域として0.03Asec/cm^{2}以内を推奨しており，その範囲内で行われた健常者500名の実験では副作用の報告はない．通常の刺激で用いられる刺激強度1mA，刺激部位35cm^2，刺激時間10分間では0.017Asec/cm^{2}であり，この推奨範囲内に十分おさまっている．本邦においても辻ら[7]はtDCS（1mA，10分間）前後での脳波測定を行い，異常脳波の出現ならびに有害事象の出現を認めなかったと報告している．Iyerら[8]は10-20法によるF3へのtDCS（1〜2mA，20分間）を103名の健常成人に行ったが，2名で一過性の刺激部位の発赤を認めた以外に重大な副作用は認めなかったと報告している．

3 中枢性運動障害への応用

a．脳卒中

Hummelら[9]は脳卒中患者において損傷半球運動野にanodal tDCS（1mA，20分）を行い，その前後において麻痺側上肢機能をJebsen Taylor Hand Function Test（JTT）を用いて評価している．電極を頭皮上におくが実際には刺激がされていないSham刺激と比較して，anodal tDCS刺激後には有意にJTTスコアの改善を認めたと報告している．またFregniら[10]は脳卒中患者において，非損傷半球運動野へのcathodal tDCS，損傷半球運動野へのanodal tDCS，sham刺激を行い，同様にJTTを用いて，それぞれの前後における上肢機能の変化を調べている．非損傷半球へのcathodal刺激，損傷半球へのanodal刺激ともにJTTの改善を認めたが，非損傷半球へのcathodal刺激においてより改善を認めたと報告している．しかしながらいずれの研究においても対象はいわゆる分離運動が可能な運動麻痺の軽度な例が対象であり，電気生理学的な変化や運動課題に要する時間の短縮などの変化にとどまり，いわゆる上肢実用性の改善の報告はほとんどないのが現状である．

脳損傷により損傷半球から非損傷半球への皮質間抑制が効かなくなり，非損傷半球の興奮性が過剰に増加し，その結果非損傷半球から損傷半球への皮質間抑制が強まっており，損傷半球の興奮性

を下げているとする仮説がある[11]．この仮説に基づいて，非損傷半球の興奮性を抑制する非侵襲的脳刺激が行われている．しかしながら，非損傷半球の興奮性の増加が損傷半球を過剰に抑制しているとする説がすべての例においてあてはまるとは限らず注意が必要である．Lotzeら[12]は皮質下病変をもつ亜急性期の脳卒中患者では，運動機能の改善には非損傷半球の運動野，運動前野，上頭頂葉が関与しており，これらの部位を運動課題中に磁気刺激により干渉するとパフォーマンスの低下を認めたと報告している．

その点では損傷半球の興奮性を高める刺激を用いる方が好ましいと思われるが，てんかんなどの発生には注意が必要である．

Bastaniらのメタアナライシス[13]でも，脳卒中患者における損傷半球へのanodal tDCSは分離運動が可能でMMTが4以上の患者では有効であるが，まだサンプル数が少なく，その適応に関しては，さらなる検討が必要であるとしている．

近年重度麻痺患者の運動機能回復を目的にBrain-Machine Interface（BMI）のリハビリテーションへの応用が注目されている．BMIとは，脳と機械を連動させるシステムのことで，運動企図を脳波などによって感知し，麻痺した手足を動かそうとするものである．運動企図時のように運動をイメージするだけでも実際の運動時と同様に運動野の神経活動が生じる．そこで脳波上は運動野においてある特定の周波数帯域の波が減少し，いわゆる事象関連脱同期（ERD）が認められる．このERDを利用することにより，手指が動かせない患者においても，運動野が保たれていれば，ERDにより運動企図の判定が可能であり，これを利用して電動装具などの装置を用いて指の運動を再現することが可能である．また脳活動の賦活，運動企図を繰り返すことによる，使用依存性の可塑性の誘導の可能性などが示唆され，特に重度麻痺患者の上肢機能回復において，機能改善が報告されている．Kasashimaらは，慢性期重度片麻痺患者において，損傷半球運動野へのanodal tDCSが運動イメージ時のERDを増強させることを報告している[14]．よってBMIリハビリテーションやイメージトレーニングにおいてもtDCSの効果が期待される．

tDCSをはじめとする非侵襲的脳刺激法は刺激場所，刺激強度，刺激前の脳の状態（state dependent）によって，その効果のばらつきが大きい．脳卒中の場合には特に病変部位の違いや，発症からの時期により，皮質運動野の興奮性は異なり[15]，一律の効果は出にくいので，注意が必要である．

Suzukiらは脳卒中片麻痺患者の損傷半球へのanodalおよびcathodal tDCSを行い，その前後における運動野興奮性の変化を検討している[16]．cathodal tDCSは健常人では運動野の興奮性を抑制する方向に働くが，脳卒中患者の損傷半球へのcathodal tDCSでは，運動野興奮性の増大を認めた．機序としては，脳卒中後で損傷半球の興奮性が低下した状態では，皮質内抑制介在ニューロンの活動が過剰になっていると考えられ，そこへcathodal tDCSが行われることにより，皮質内抑制系の介在ニューロンが抑制を受け，結果的に興奮性の増大をきたしたものと考えられる．

非侵襲的脳刺激を用いる際には，それぞれの症例における神経生理学的評価に基づく脳の興奮性，皮質内抑制，半球間抑制などを評価したうえで，科学的根拠のある治療を行う必要がある．また正確な脳刺激にはナビゲーションシステムを用いることが勧められる．

b. ジストニア

　書痙を代表とする局所性ジストニアにおいては課題（動作）特異的な筋緊張異常が認められ，SICIの脱抑制や前腕屈筋群におけるH波相反性抑制の減少が報告され，抑制系ニューロンの活動の減少に伴う皮質興奮性の増大が指摘されている．

　そこでジストニアに対しては，運動野の興奮性を抑制するために，非侵襲的脳刺激が用いられる．

　新藤ら[17]は1Hz，運動閾値下の刺激強度で1000発の刺激を書痙患者に行い，書字の改善ならびに筆圧変動値の低下を報告している．宮田らは局所性ジストニア患者に対してcathodal tDCS（1mA，10分間）を行っている[18]．catodal tDCSによる治療により，標追跡課題における筆圧，ずれの改善を認め，さらに電気生理学的にもSICIならびに相反性抑制の改善を認め，電気生理学的にも運動野の興奮性の抑制がジストニアの運動障害の改善を認めることを報告している．

c. 高次脳機能

　両側前頭葉へのanodal tDCSにより陳述記憶の保持が改善することや，左V5領域へのcathodal tDCSが視覚運動協調を改善することが報告されている．

　健常成人において，Wernicke野に相当すると思われる10-20法におけるCP5へのanodal tDCS（2mA，7分間）により，呼称課題におけるスピードの改善を認めたとの報告もある．Montiら[19]は失語症の患者において，左前側頭部へのcathodal tDCS（2mA，10分間）により呼称課題の改善を認めたと報告しており，今後の失語症治療への応用も期待されている．

4　今後の展望

　rTMSやtDCSにより非侵襲的に大脳皮質の刺激が可能となり，脳に可塑的変化を引き起こすことが可能となっている．しかしながらその効果は一時的なものであり，治療的応用にはリハビリテーションの手法との組み合わせが必須である．tDCSは簡便で，リハ訓練への応用もさらに進むものと思われる．

　しかしながら，治療への応用に際しては，画像のみならず脳機能の適切な評価が必要であり，TMSなどの電気生理学的手法を用いた脳機能の評価に基づく適切な治療が選択されるべきである．

■ 文献

1) Nitsche MA, Paulus W. Excitability changes induced in the human motor cortex by weak transcranial direct current stimulation. J Physiol. 2000; 527: 633-9.
2) Nitsche MA, Seeber A, Frommann K, et al. Modulating parameters of excitability during and after transcranial direct current stimulation of the human motor cortex. J Physiol. 2005; 568: 291-303.
3) Liebetanz D, Nitsche MA, Tergau F, et al. Pharmacological approach to the mechanisms of transcranial DC-stimulation-induced after-effects of human motor cortex excitability. Brain. 2002; 125: 2238-47.
4) Jeffery DT, Norton JA, Roy FD, et al. Effects of transcranial direct current stimulation on the excitability of the leg motor cortex. Exp Brain Res. 2007; 182: 281-7.
5) Yuen TGH, Agnew WF, Bullara LA, et al. Histological evaluation of neural damage from electrical

stimulation: considerations for the selection of parameters for clinical application. Neurosurgery. 1981; 9: 292-9.
6) Nitsche MA, Liebetanz D, Lang N, et al. Safety criteria for transcranial direct current stimulation (tDCS) in humans. Clin Neurophysiol. 2003; 114: 2220-2.
7) 辻 哲也, 藤原俊之, 高橋 修, 他. 大脳経頭蓋直流電気刺激（tDCS）の安全性と大脳皮質運動野に対する持続効果について. 臨床神経生理. 2006; 34: 427.
8) Iyer MB, Grafman MJ, Lomarev M, et al. Safety and cognitive effect of frontal DC brain polarization in healthy individuals. Neurology. 2005; 64: 872-5.
9) Hummel F, Celnik P, Giraux P, et al. Effects of non-invasive cortical stimulation on skilled motor function in chronic stroke. Brain. 2005; 128: 490-9.
10) Fregni F, Boggio PS, Nitsche M, et al. Transcranial direct current stimulation of the unaffected hemisphere in stroke patients. Neuroreport. 2005; 16: 1551-5.
11) Hummel FC, Cohen LG. Non-invasive brain stimulation: a new strategy to improve neurorehabilitation after stroke? Lancet Neurol. 2006; 5: 708-12.
12) Lotze M, Markert J, Sauseng P, et al. The role of multiple contralesional motor areaa for complex hand movements after internal capsular lesion. J Neurosci. 2006; 26: 6096-102.
13) Bastani A, Jaberzadeh S. Does anodal transcranial direct current stimulation enhance excitability of the motor cortex and motor function in healthy individuals and subjects with stroke: A systematic review and meta-analysis. Clin Neurophysiol. 2012; 123: 644-57.
14) Kasashima Y, Fujiwara T, Matsushika Y, et al. Modulation of event-related desynchronization duringmotor imagery with transcranial direct current stimulation（tDCS）in patients with chronic hemiaprestic stroke. Exp Brain Res. 2012; 221: 263-8.
15) Honaga K, Fujiwara T, Tsuji T, et al. State of intracortical inhibitory interneuron activity in patients with chronic stroke. Clin Neurophysiol. 2013; 124: 364-70.
16) Suzuki K, Fujiwara T, Tanaka N, et al. Comparison of the after-effects of transcranial direct current stumulation over motor cortex in patients with stroke and healthy volunteers. Int J Neurosci. 2012; 122: 675-81.
17) 新藤恵一郎, 辻 哲也, 正門由久, 他. 書痙患者に対する低頻度反復経頭蓋磁気刺激の効果—ペン型簡易筆圧計を用いた筆圧分析による検討—. リハビリテーション医学. 2004; 41: 619-24.
18) 宮田知恵子, 藤原俊之, 補永 薫, 他. 上肢局所性ジストニアに対する経頭蓋直流電気刺激と指節関節固定スプリント併用の試み. Jpn J Rehabil Med. 2008; 45: 301-7.
19) Monti A, Cogiamanian F, Marceglia S, et al. Improved naming after transcranial direct current stimulation in aphasia. J Neurol Neurosurg Psychiatry. 2008; 79: 451-3.

〈藤原俊之〉

Ⅱ. 神経生理各論

7. 自律神経

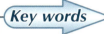

交感神経，副交感神経，心拍変動，心電図 RR 間隔変動係数，交感神経性皮膚反応

　自律神経は循環，呼吸，消化，代謝，分泌，排泄，体温調節，生殖など生命維持に関わる基本的諸機能を調整する．これらの中にはリハビリテーション（以下，リハ）医療に不可欠な項目も少なくない．現在，多くの自律神経検査が行われ，病態把握，診断，治療，リスク管理などに有用な情報を与えてくれる．本稿では自律神経機能の中で，比較的簡便に評価可能な心拍変動解析と交感神経性皮膚反応（sympathetic skin response：以下 SSR）について概説する．

1 自律神経の基本的事項

a．自律神経機能の特徴

　神経系は大きく自律神経と体性神経に分けられる（図1）．後者は骨格筋の収縮や触覚，痛覚，温度覚といった体性感覚に関与し，意識にのぼる随意的な制御を行う．これに対して，自律神経系は不随意系神経（植物神経系ともいわれる）として内臓諸機能を調整し，生体恒常性の維持機能を担う．体性神経と異なり，自律神経は1つの効果器を交感神経と副交感神経が支配し（二重支配という），多くは拮抗的な機能制御（例えば，心臓に対して交感神経は心拍数を上げ，副交感神経は下げる）（表1）を行う（相反性神経支配という）．ただし，汗腺，腎臓，立毛筋，血管平滑筋などは交感神経のみの支配を受ける．また，自律神経は交感神経，副交感神経ともに常時，自発性活動（緊張性活動ともいわれる）をしており，効果器の機能を一定レベルに維持している．例えば，

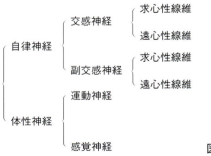

図1 ●神経系の機能的構成

■ 表1 ■ 効果器に対する交感神経，副交感神経の作用

	交感神経	副交感神経
瞳孔	放射状筋収縮（散瞳）	輪状筋収縮（縮瞳）
心臓		
・心拍数	上昇	下降
・収縮力	増強	減弱
細気管支筋	拡張	収縮
気管支腺		分泌
消化管		
・壁平滑筋	弛緩	収縮
・括約筋	収縮	弛緩
肝臓グリコーゲン	分解	合成
腺分泌		
・胃酸	―	亢進
・膵液	―	亢進
・唾液	分泌	分泌
膀胱		
・排尿筋	弛緩（蓄尿）	収縮（排尿）
・内膀胱括約筋	収縮	弛緩
汗腺	分泌（発汗）	―
腎臓	レニン分泌	―
立毛筋	収縮	―
血管平滑筋	収縮，弛緩（一部の骨格筋）	―

血管平滑筋は通常，適度に収縮しているが，中枢からの指令に応じて活動性が増大，減弱する．これによって血管の収縮，拡張が生じ，血流を調整することができる．

b. 自律神経系の構成と経路（図2）

　自律神経系にも中枢と末梢がある．後者は交感神経，副交感神経に分けられ，ともに求心性線維と遠心性線維が含まれる．体内環境の状態は求心性線維を経由して中枢に伝えられ，そこで統合されたのち自律神経遠心路を経て効果器の機能が調整される．これ以外にも末梢の神経叢や神経節レベルでの局所性反射や脳幹・脊髄の下位中枢での反射により遠心性線維が活性化される．

　下向性の情報は末梢自律神経遠心路を経由して効果器（心筋，平滑筋，腺）に伝えられる．交感神経も副交感神経も中枢神経を出た後，効果器にいたる途中で線維を変える．この線維連結部（シナプス）が自律神経節で，シナプス接合する前後の線維をそれぞれ節前線維，節後線維という．一般に節前線維は細めの有髄線維（B線維），節後線維は細い無髄線維（C線維）である．

　交感神経系は第1胸髄〜第3（4）腰髄の脊髄側核細胞に起始し，全身に分布する．脊髄外に出た遠心性線維の一部は，脊椎近傍にある自律神経節（交感神経節）に達する．脊椎の左右に文節状に存在する交感神経節は神経幹によって上下に連結しており，交感神経幹といわれている．ここでシナプスを形成する線維（図2a）は，長い節後線維を経て内臓，血管，汗腺，立毛筋などを支配

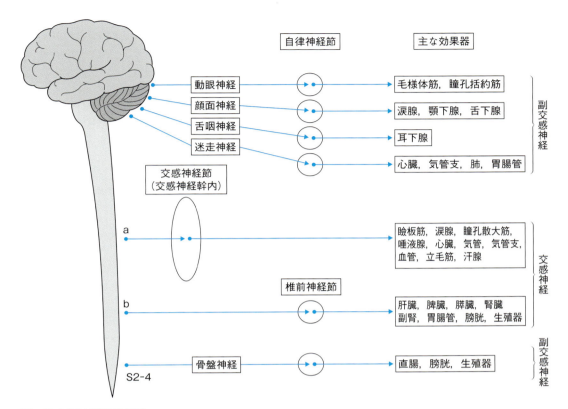

図2● 自律神経系遠心路
交感神経系は第1胸髄〜第3(4)腰髄．副交感神経系は脳幹部と仙髄に起始し全身の臓器に分布する．

する．交感神経節で線維を変えない場合は，腹腔神経節，上・下腸間膜神経節など効果器近傍の椎前神経節でシナプスを形成する（図2b）．

副交感神経系は脳幹部にある細胞体から，動眼神経（Ⅲ脳神経），顔面神経（Ⅶ脳神経），舌咽神経（Ⅸ脳神経），迷走神経（Ⅹ脳神経）として，また仙髄に発する線維は骨盤神経を経由して末梢に向う．心臓，気管支，肺，胃腸管など多くの内臓が迷走神経によって管理されている．骨盤神経は消化管のごく一部（直腸），膀胱，生殖器などの骨盤内臓器を支配する．

c. 神経伝達物質とレセプター（図3）

節前線維，節後線維の末端から放出された神経伝達物質を節後線維の細胞体や効果器のレセプターが受容する．これによって中枢からの情報が伝えられることになる．節前線維，副交感神経および一部の交感神経節後線維の末端からはアセチルコリンが放出される．受容体に達したアセチルコリンはアセチルコリンエステラーゼという酵素によって速やかに分解される．アセチルコリンを伝達物質とする神経をコリン作動性神経というが，アセチルコリン受容体は大きくニコチン性受容体とムスカリン性受容体に分けられる（それぞれにさらに細かな分類がある）．前者は節後ニューロンの細胞体に，後者は各効果器に存在する．

交感神経節後線維の末端からは効果器に向けてノルアドレナリンが分泌される（アドレナリン作

7. 自律神経

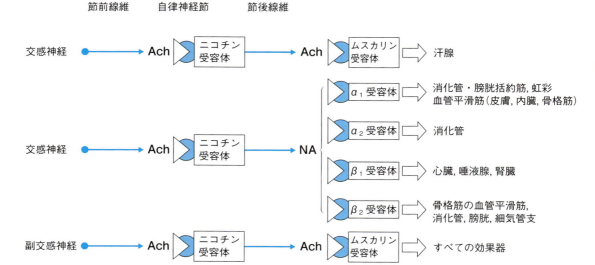

図3 ● 自律神経系の神経伝達物質と受容体
節前線維，副交感神経とごく一部の交感神経節後線維の末端からはアセチルコリン（Ach），大部分の交感神経節後線維の末端からはノルアドレナリン（NA）が化学伝達物質として放出される．

動性線維）．受容体には大きくα，βの2種類があり，それぞれα1，α2，β1，β2などに分けられる．大まかなその分布は図3の通りである．α1は消化管・膀胱括約筋，血管平滑筋（皮膚，内臓，一部の骨格筋）を収縮，α2は消化管平滑筋を弛緩，β1は主に心臓に作用し心拍数増加，心筋収縮力，β2は細気管支の拡張，消化管・膀胱壁の弛緩をもたらす．なお，汗腺および一部の骨格筋の血管壁はムスカリン性受容体を有し，支配する交感神経節後線維はコリン作動性線維である．

2 心拍変動解析

a. 関連する生理学的事項

心臓の歩調取りとして機能する洞結節は，延髄の迷走神経背側核，擬核由来の副交感神経（迷走神経）と脊髄中間質外側核由来の交感神経から制御を受ける．1心拍ごとの間隔は一定ではなく，わずかなばらつき（ゆらぎ）を呈する．このばらつきにはいくつかの構成要素がある．その1つは呼吸性不整脈である．例えば12秒に1回の呼吸運動は1秒間に0.2回，すなわち0.2Hz周期となる．吸気時の伸展刺激がこの周期で反射的に迷走神経を抑制するため，0.2Hzの心拍変動を生じる（後述の高周波成分）．もう1つは，約10秒周期に出現する血圧変動に由来する．これは心血管中枢を抑制して，0.1Hz前後のゆらぎ（後述の低周波成分）に関与する．

上記の生理的心拍変動は，見方を変えれば身体・心理的要求に素早く適応できる自律神経の環境適合性ということもできる．臨床的には，心臓（心室）の収縮時に発生する心電図上の尖鋭なピークをR波というが，このR波の時間間隔（RR間隔）をデータとして取り込み，種々の計算方法によってばらつき具合を数値化する．その値は心臓自律神経機能を反映するとされるが，分析・評

価にはいくつか異なる方法がある．非侵襲的検査でもあり種々の臨床場面で測定されるようになってきたが，目的によって評価手段を使い分ける必要がある．

b．検査・測定法とその判定

　心拍変動は心房細動や不整脈が頻発する場合は判定が困難となる．解析ツールにもよるが散発の不整脈なら分析から除外することができる．具体的なデータ処理方法として時系列解析，パワースペクトル解析などが知られている．

　時間領域解析は心電図 RR 間隔データ記録から，心拍変動の指標となる数値として変動係数（coefficient of variation of RR，以下 CVRR）や標準偏差（standard deviation：SD，以下 SDRR）などを求める古典的手法で 1970 年ころから用いられるようになった．変動係数は標準偏差値を平均値で除した値とされ，データ群のばらつき程度を表す統計指標である．心電図の連続 100 心拍から求めることが多い．他に RR 間隔の変動差を平方した平均，24 時間の RR 間隔平均値，連続した RR 間隔差が 50ms 以上のものの割合なども利用される．時間領域解析は主に副交感神経活動を反映するが，これらの計算値が小さいほど機能が低下していると判断される．実際の記録例を図 4 に示す．

　周波数領域解析法では RR 間隔をフーリエ変換し，スペクトル解析するものである．1980 年代より実用化された新しい分析手段で，これにより交感・副交感神経機能をある程度分別して評価できるようになった．全体パワー値（total power：TP），0.04〜0.15Hz の低周波成分（low fre-

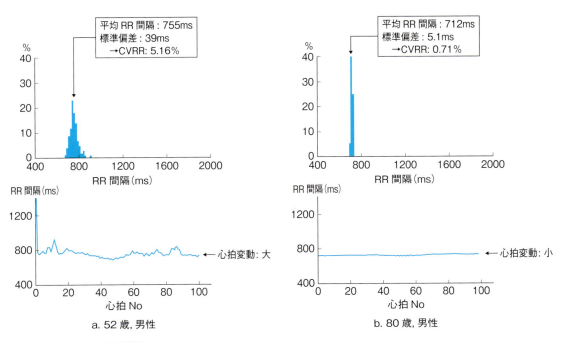

図 4 ● CVRR 検査の記録例
左が 52 歳，男性，右が 80 歳，男性の記録である．下段のグラフは 1〜100 心拍間の RR 間隔時間をプロットしたもの，上段は各 RR 間隔におけるデータ分布である．一見して，若年者の方が RR 間隔のばらつき（心拍変動）が大きい（したがって CVRR 値も大きい）ことがわかる．

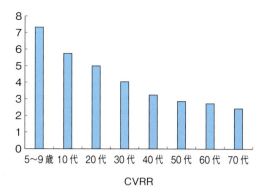
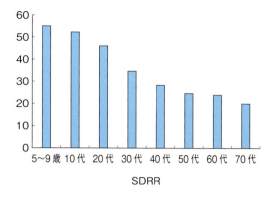

図5 ● 心拍変動RR間隔の変動係数（CVRR）と標準偏差（SDRR）の加齢変化（藤本順子，他．糖尿病．1987; 30: 167-73[2]より作図）
加齢に従い，値が小さくなる．

quency：LF）と0.15〜0.4Hzの高周波成分（high frequency：HF）のパワー値およびLF/HF値などを求める．LFは心臓迷走神経と心臓血管交感神経両者，HFは呼吸性の心拍変動（前述の呼吸性不整脈）に関連し副交感神経の活動指標となる．またLF/HFは交感神経と副交感神経の活動バランスに関連するが，交感神経系の活動が高いときは高値を，副交感神経の活動が高いときは低値を示す．なお，周波数領域解析方法は施設によって記録装置や解析方法の相違があり，数値そのものの施設間比較には注意を要する．

　計測時間については100心拍または数分程度の短時間のもの，ホルター心電図などを用いた長時間（24時間）のものがある．長時間記録によるCVRRから心拍変動の日内変動がわかる．覚醒時は睡眠時より高値を呈することが報告されている．

　心拍記録時の条件として安静以外に深呼吸，息こらえ，臥床から起立への体位変換（チルトアップ）などの負荷を与えることがある．糖尿病では深呼吸や息こらえ手技時のデータが重要とする意見もある．健常者のチルトアップ時，下肢に血流がうっ滞して静脈還流が減るために交感神経系の緊張が高まり，副交感神経系が抑制されて血圧が維持される．心拍変動のパラメーターとしてLF/HFの上昇が観察される．

　心拍変動は加齢の影響を受け，高齢では減少する（図5）．性差はみられないとする報告が多い．なお，加齢変化は60歳くらいまでは明らかだが，その後は年齢による低下が目立たないとの指摘もある．

C．臨床的意義

　心拍変動に直接かかわる心臓および自律神経機能の障害によって生理的な心拍変動が平坦化する．時間領域解析で心疾患の生命予後が論じられ，心不全，高血圧でも心拍変動の減少と生命予後，心血管疾患発症のリスクとの関連性が検討されている．

　自律神経機能に影響する種々の中枢・末梢神経疾患でも心拍変動が単調化するが，この所見に疾患特性はない．脳血管障害，パーキンソン病，多系統萎縮症，認知症，脊髄損傷，腎不全，糖尿病などリハ医療に関係する多くの疾患で研究されている．特に糖尿病性多発ニューロパチーでは多く

の知見が集積され，2013年糖尿病診療ガイドラインは「自律神経機能の評価に心拍変動検査は簡便で有用である」と謳っている．自律神経障害を合併する場合，あるいは罹病期間が長いほど心拍変動（歴史的にはCVRR）が低下する．これは自律神経症状の進行とともに顕在化するが，自他覚症状に先行して異常が検出できることがあり診断上の意義も小さくない．糖尿病重症度との関係では，副交感神経が先に侵され，進行例で交感神経の活動も低下するとの指摘がある．一方，パーキンソン病では交感神経系障害の先行が報告されている．認知症ではLF成分とLF/HF比の有意な低下が示されており，睡眠時無呼吸患者でも心拍変動障害が指摘されている．

近年，自律神経，情動，内分泌の生体機能は関連しあって統合制御をうけているとの認識が高まっている．この意味で，心拍変動の平坦化は環境やストレスへの適応能力低下を示唆する所見と考えられ，精神ストレス，精神疲労，外傷体験，不安，うつ病などの精神疾患における知見も得られつつある．

うつ病では心拍変動が低下し，ハミルトンうつ尺度や自己評価式うつ尺度との相関が示されている．周波数領域解析では，自律神経系の減衰は副交感神経に顕著で相対的に交感神経系優位の状態が示唆されている．不安性障害との比較ではうつ病において自律神経活動が停滞しているとの意見があるものの，不安の存在が心拍変動の単調化と相関するとの見解もある．対象者の不均一性や重症度も異なるためか，情動障害や精神疾患に関する知見は報告によって若干の相違がある．一方，強い恐怖体験などのストレス下では，HFのパワー値が減少し，LF/HFが急増して交感神経系の興奮が生じる．これら疾患の診断，重症度，薬剤効果の判定などに対する心拍変動の臨床的意義について，さらなる研究成果に期待したい．

3 交感神経性皮膚反応（sympathetic skin response：SSR）

a. 関連する生理学的事項

SSRは主に汗腺に関係する自律神経機能を反映する電気診断的指標の1つである．日本人1人に約230万個存在するといわれている汗腺にはアポクリン腺とエクリン腺が区別される．前者は腋窩，外陰など身体の一部のみに存在し，体温調節には関与しない．後者は体表面に広く分布して，体温調節性発汗に関わる．精神的緊張の場面でみられる発汗は精神性発汗とよばれ，手掌，足底の汗腺で著しい．精神的・心理的緊張やストレスによって「手に汗握る」現象，すなわち精神性発汗が促される．さらに電気，音，磁気など，外部から身体に物理的に加えられた刺激に対して交感神経が活性化すると，やはり精神性発汗が生じる．このような汗腺活動に伴う電気生理学的変化を皮膚電位，皮膚電気抵抗の変動として捉える方法は古くから行われ，情動反応をある程度客観的に反映することから「うそ発見器」の原理にも用いられていた．

1984年，ShahaniらがSSRとして末梢神経の電気刺激や深呼吸によって手掌–手背間でみられる電位変化を記録した．SSRは非侵襲的で簡便な手続きで得られることから，その後，広く神経学の臨床領域で行われるようになった．

SSRは刺激の入力情報が脳の自律神経中枢を興奮させ，交感神経遠心路を経て汗腺の活動を惹起する多シナプス反射であるが，その詳細な経路はまだわかっていない（図6）．中枢プロセスでは右半球の優位性を示す知見が示されている．SSRは刺激の入力路–中枢処理–出力路–最終効果器

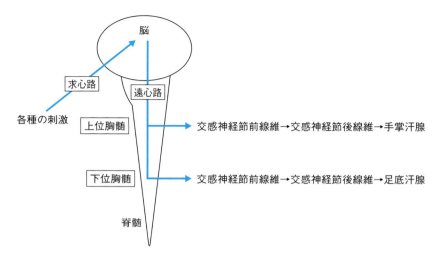

図6 ● SSRの出現に関する体性-自律神経反射経路
各種の刺激は異なる求心路（大径有髄神経）を経て脳に至る．脳内の多シナプス（完全には判明していない）を経て遠心性刺激が脊髄に至る．脊髄中間外側核から，上部（手の汗腺），下部（足の汗腺）胸髄レベルで交感神経節に向かう．ここで線維を変え，無髄の節後線維となり汗腺に至る．

（汗腺）のどのシステムに異常があっても影響を受ける．しかし，その経路の中に通常の神経生理学的検査ではなかなか異常を検出しにくい交感神経節後線維を含んでおり，SSRは無髄C線維の機能検査としても注目されるようになった．なおSSRは発汗量との関連は薄く，その客観的機能検査としての意義はない．

b．検査・測定法とその判定

1）記録条件

不必要な環境刺激を避けるため，静かな部屋で検査する．部屋の温度，皮膚温も反応に影響するのでそれぞれ24〜27℃程度，30〜32℃以上に保つようにする．刺激の方法によって臥位または座位の姿勢をとり，記録電極を手掌に（必要なら足底にも）設置する．これは精神性発汗に関わる汗腺が豊富に存在するからで，その他の身体部でも導出が可能だが概して反応は小さく，出現しないこともある．基準電極は爪，手背，足背に置く．周波数域は低域を0.2〜1Hz，高域を1〜5kHzに設定する．測定装置は一般的な筋電図・誘発電位検査装置でよい（あらかじめSSRの測定プログラムが組み込まれたものもある）．ただし，1回の刺激-応答の解析には最低でも10秒程度の分析時間が必要である．

2）各種刺激によるSSR誘発

以上の設定で得られた皮膚の電位変化（皮膚電気活動）を図7に示す．上段（図7a）は外部刺激を加えていない安静時のものであるが，数秒単位での電位変化が無秩序に出現している．これは精神的緊張などの内因性刺激に呼応した汗腺活動の反映と考えられる．実際に発汗がみられなくとも，このような電気現象が生じているわけである．このまましばらく安静に経過すると先の内因性反応がみられなくなり，電位差変動がなくなる（図7b）．精神的緊張・動揺が少ない被験者などで

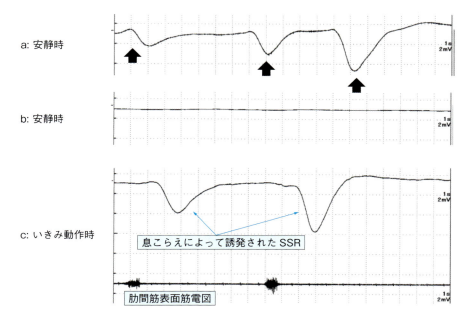

図7 ● 安静時および息こらえ動作時の皮膚電位（SSR）
記録電極を手掌中央，基準電極を手背に設置して得られた皮膚電位差の変化である．上段（a）から中段（b）に時間が経過するが両者とも安静時のもので何ら刺激を与えていない．aでは2〜4mVの自発的な電位変化（図中↑）がみられる．bではそれが消失している．この時点で，息こらえ刺激を負荷するとSSRが誘発される（c）．cの下段の波形は胸壁に設置した記録電極から得られた肋間筋筋電図である．この筋活動からSSRの出現までが反応時間（潜時）の指標となる．

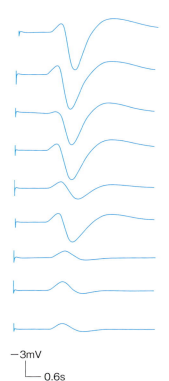

図8 ● 磁気刺激により誘発された手掌SSRの連続記録
頸部への磁気刺激を40〜60秒ごとに反復して得られた手掌SSR．（上段の）初期の大きな反応が徐々に小さくなっている（慣れ現象）．波形も変化しているのがわかる．

は最初からこのような無活動状態を示すこともある．

この時点で外的刺激を加えるとSSRが得られる．図7cは息こらえ後の反応である．胸壁に設置した肋間筋筋電図（表面電極）を同時記録してあるが，筋活動後約1.5秒前後で大きな電位変化（SSR）が出現している．このほか，磁気刺激，音刺激，深呼吸，筋収縮（ハンドグリップなど）など，誘発には種々の物理的刺激や精神負荷が用いられる．強度が定量化しやすく，そのタイミングも明確なので電気刺激（0.1～0.3msの持続時間，10～50mAの強度の単発刺激）がよく用いられる．手関節部の正中神経を刺激することが多いが，その他の部位刺激でも誘発される．磁気刺激は通常，頸部に行う．深呼吸では前述のように肋間筋の表面筋電図を同時記録する．簡便にデータが得られるのでそれを刺激開始の指標にすることが多いが，筋活動そのものではなく胸腔内の圧変化が発現に関与しているらしい．

どの方法でも，通常は刺激後一定潜時をもって四肢から左右対称的なSSRが得られる．加齢変化がみられ，60歳以上では誘発されないこともある．覚醒レベルが低下すると反応が得られにくくなるので検査中は寝ないように指示する．

3) 反復刺激と慣れ

個人差があるが，刺激を繰り返すと徐々に振幅が低下し出現しにくくなることが多い（図8）．これを慣れ現象という．一般に強い刺激では大きな反応が出やすく，慣れも生じにくい．刺激モダ

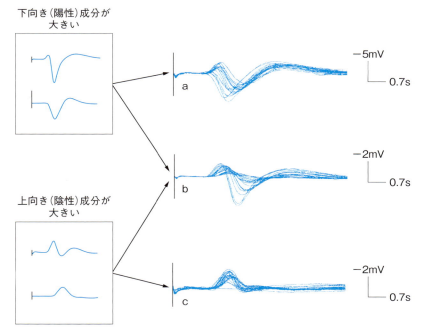

図9 ● 連続記録時のSSR波形の変化
個々の波形にはいろいろなタイプがあるが，陰性（上向き）-陽性（下向き）-陰性（上向き）の3相波形が多い．特に下向きの陽性成分が大きいタイプ（図左の上段）と，逆に上向きの陰性成分が大きいタイプ（図左の下段）に分けられる．図右は連続記録を重ね合わせたものだが，出現波形としてaは前者のタイプのみ，cは後者のタイプのみが出現している．bは両タイプの波形が混在したものである（図8の記録例も）．どの出現パターンになるかは誘発条件や被験者によって異なるが，同一人でも常に同じ波形出現パターンを呈すとは限らない．

リティでみると磁気刺激や深呼吸は慣れを生じさせにくいといわれている．

　慣れへの対策として繰り返し刺激間隔は少なくとも 30 秒以上あけ（通常 1 分程度），刺激間隔もランダムにする．弱い刺激はすぐに反応が得られにくくなるので不向きである．記録回数は検査目的にもよるが 5 〜 20 回程度である．

4）波形

　いくつかの誘発波形が存在する．一定の波形タイプが続くとは限らず，刺激ごとに異なる場合もある（図 9）．しかし，ある程度の規則性や個人特性（その人にとって出現しやすい波形タイプ）の報告もみられる．SSR は交感神経の興奮が汗腺に到達し，発汗およびそれに付随したイオンの分泌，再吸収に伴う皮膚電位変化を反映したものと想定されているが，その出現メカニズムは解明されていない．なお，波形の各成分が異なる起源を有する可能性も示されている．

5）判定の指標

　個々の波形の測定パラメーターには通常，波形の立ち上がり潜時や振幅（頂点間で計測することが多い）が用いられる．波形成分の面積や頂点潜時などが用いられることもあるがその神経生理学的意義は明確にされていない．SSR 出現の有無のみで判定することも少なくない．

　振幅は記録ごとに異なり，ばらつきが大きいが複数記録時の最大値は比較的再現性がよいとされる．振幅の異常を判定する場合は同一施設で求めた同年代の基準値が必要である．通常，左右同部位では対称的な波形を示す．同じ刺激に反応して足底からも SSR が得られるが，手掌の反応より小さい．左右比や手掌 / 足底比を評価する方法も知られている．

　潜時は振幅に比較すると安定した値（日本人の手掌 SSR：1.3 〜 1.5s，足底 SSR：1.8 〜 2.0s）である．身長と相関するが年齢の影響は受けにくい．SSR の潜時は各種感覚モダリティに依存した入力路，多シナプス反射による中枢経路，交感神経としての出力路の伝導時間合計，さらに効果器（汗腺）での反応時間の総所要時間に依存する．この一連の経路のうち，非常に遅い伝導速度（約 1m/s）を有する交感神経節後線維の伝導時間が特に大きく影響する．

C．臨床的意義

　刺激の入力から反応中枢としての脳さらに反応出力路のどこかに障害があるか，汗腺の機能異常があれば振幅が小さくなり消失する．広範囲にわたる神経系の機能を間接的に吟味できる反面，障害部位の特定は必ずしも容易ではない．刺激モダリティによって入力系が異なるので，刺激方法によって反応が変わる（あるいは出現しない）場合は入力系およびそれに特化した中枢処理プロセスの障害の可能性がある．例えば正中神経の電気刺激で無反応なのに音刺激では SSR が得られる場合は正中神経の感覚入力やその中枢処理の異常が疑われる．どの刺激でも無反応なら中枢または交感神経遠心路，汗腺の異常が考えやすい．常に同一肢が異常の場合は当該肢に関連した病変が考えられる（例：両下肢のみ無反応なら脊髄病変，右手掌のみ無反応なら右上肢への交感神経節後線維の損傷など）．脳，脊髄，末梢神経の変性疾患，血管障害，外傷など，多くの疾患・病態での SSR 測定結果が多数報告されている．いずれの場合も振幅の低下，非出現が共通した所見である．

　提示された刺激に対して標的，非標的を判別して反応する認知課題（選択反応課題という）施行の際，標的を認識した際には強い交感神経活動が現れる．これは認知プロセスが中枢からの交感神経系出力に関与することを示しており，出現した SSR を辺縁系などの中枢神経機能や認知機能の

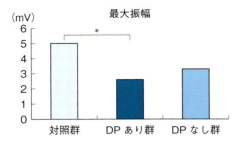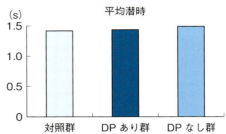
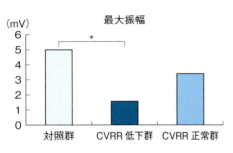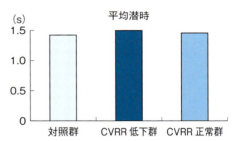

図10 ● 糖尿病例におけるSSR潜時，振幅
正中神経を手関節部で電気刺激し，手掌から得たSSRを対照群（健常者），糖尿病患者群で比較している．図左は最大振幅，図右は平均潜時の結果を示すが，糖尿病群をDP（糖尿病性多発ニューロパチー）の有無（上段），CVRR低下の有無（下段）でさらに2群に分けている．DPあり群あるいはCVRR低下群のみ対照群よりSSR振幅が低下していた（図中＊）．いずれも潜時には有意差を認めなかった．

評価，意思表示が困難な患者のコミュニケーション手段として利用する工夫が試みられている．SSRは効果器としての汗腺病変の評価にも用いられている．

　潜時延長の有無は報告者により異なり，振幅は低下するが潜時は変化しないとする意見も多い．交感神経節後線維は無髄であり伝導遅延が生じない．そのために潜時は延長しにくいが，求心路の伝導障害，中枢での反応遅延，太い交感神経節後線維の喪失，効果器レベルでの応答障害や遅延などによってSSRの出現が遅れるものと考えられている．

　臨床応用の例として糖尿病患者における著者らの知見を図10に示す．糖尿病性多発ニューロパチーの症例では振幅が低下する一方，潜時の延長はみられなかった．多発ニューロパチーを伴わない糖尿病患者では明らかなSSRの振幅低下は認められなかった．CVRRが低下（副交感神経系の異常）している症例でもSSRが低振幅となったが，自律神経障害の自覚症状とSSR異常との関連性は明らかでなかった．このように，SSRは糖尿病における自律神経障害の程度を定量的に評価することができる．

■ 文献

1) 日本自律神経学会. 自律神経機能検査. 4 版. 東京: 文光堂; 2007.
2) 藤本順子, 引田明成, 畑美智子, 他. 心電図 RR 間隔の変動係数を用いた自律神経機能検査の正常参考値および標準予測式. 糖尿病. 1987; 30: 167-73.
3) Shahani BT, Halperin J, Boulu P, et al. Sympathetic skin response -- a method of assessing unmyelinated axon dysfunction in peripheral neuropathies. J Neurol Neurosurg Psychiatry. 1984; 47: 536-42.
4) Toyokura M, Takeda H. Waveform of sympathetic skin response in diabetic patients. Clin Neurophysiol. 2001; 112: 1229-36.
5) Toyokura M, Murakami K. Reproducibility of sympathetic skin response. Muscle Nerve. 1996; 19: 1481-3.

〈豊倉 穰　菅原眞治〉

III. 神経生理の臨床応用とその発展
リハビリテーションへの発展

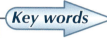

システムの理解，システムの制御，非線形性，可塑性，運動学習

1　神経生理学がもつ可能性

　ヒトの脳はシステマチックに動く．ここでいう「システム」とは，視覚，体性感覚，聴覚といった外界からの刺激と，「喉が乾いた」「ペットボトルを手に取りたい」といった，自分自身の心のなかで沸き上がる欲求が統合され，その結果に基づいて運動がプログラムされて身体が動く，一連の計算プロセスを実現する仕組みのことである．身体運動が起きると，筋，腱，皮膚や関節包などにある様々なタイプの感覚神経が活動を変化させ，脊髄や脳に対して身体の運動状況をフィードバックするので，このような帰還回路も「システム」のなかの大切な要素である．

　みなさんは，なぜこのようなヒトの感覚運動システムを理解したいと考えるのだろうか？　システムを理解することができれば，そのシステムに異常が生じたときに，その原因を正しく特定することができそうだから，というふうに答える方は多いだろう．そう，これはつまり，運動感覚障害の「診断」ができるということだ．なんとなく観察しているだけでは間違って解釈してしまいそうなことも，システムの特性をしっかり理解していれば，状況を正しく捉えることができる．また，状況を正しく理解することで，治療によって今後どのように回復していくか，「予後予測」することもできてくる．このようにして，システムを正しく理解できれば，脳卒中などによって生じた運動機能障害の理由を明確にし，治療の作用点をしぼりながら治療方針を策定する一助になる．さらには，神経系にはシステムを再構成する能力，すなわち可塑性があるので，それを引き出すことすら可能になる．このような，神経系の可塑性原理に働きかけ，失われた機能をチューニングし，感覚運動障害による impairment を軽減する神経リハビリテーションをデザインすることにも役立つわけである．神経生理学は，非侵襲的（つまり間接的）ながらもヒトの神経システムを対象として，内部状態を「見える化」する手法を提供してくれる．私たちが神経生理学を正しく理解することで，身体運動の「診断」や「治療」を一段深く行うことができるようになるわけである．

2　システムを理解するということ

　頭ではなんとなくわかっているように感じる「システム」の特徴を，正しく「わかった」といえ

るまでに理解するには，どうすればよいだろうか？　まずは別の簡単な例を出してみよう．もしあなたが，色や形といった，目の前にある物体の特徴を「わかった」といえるまでに理解したいときには，どうするか？　私ならたとえば，色見本を物体に近づけて比較し，物体のもつ特徴に最も近い見本を選び出す．あるいは，定規をあてて目盛を読み，その寸法を測る．つまり，物理的に実態のあるものの特徴を知るためには，その見本と並べて比べればよいのである．それでは本題に戻ろう．「システム」を理解するためには，どういう方法をとればいいだろうか？　先程の例にあったような，色や形といった，目に見える物体の特性ではないわけだから，色見本や定規といった，横に並べて比較するための基準となるものは思い当たらない．それよりももっと根本的なこととして，私たちは結構簡単に「システム」という言葉を使うが，そもそもシステムとはなんだろうか？

　システムとは，個々の要素が相互に作用しあいながら，全体として実現される機能，およびその要素の集合そのもののことを指す．調べる対象が自転車やラジコンならば，タイヤを外してみたり，ネジを締めたり，あるいは外側を覆うカバーを全部取り外して，内部パーツがどうやって連動しながら動いているのかをつぶさに観察することで，システムの振る舞いがわかるようになるだろう．さらには，急ブレーキを掛けてみたり，急坂を走らせてみたりして，自転車やラジコンの反応をみて，システムがこういった擾乱に対してどういう機能的対応をすることができるのかテストするだろう．神経生理学で使われる方法も，基本的にはこれと同じである．パルス状の電気刺激を末梢神経に与えたときに，脳波がどんなふうに応答するかを調べる誘発電位は，脳の中に入っていった感覚情報がどのような順番で，脳のどこで処理されていくのかといった「When」「Where」や，どのくらいの反応強度でその情報が処理されたのかといった「How」を教えてくれる．磁気刺激によって大脳皮質一次運動野にパルス刺激を与えた際に骨格筋上に発生する運動誘発電位もまた，介在ニューロンや錐体細胞，脊髄運動神経によって構成されている皮質脊髄路がどの程度の興奮性をもっているか（「How」）を明らかにしてくれる．

3　臨床神経生理学をツールとして考える

　本書で紹介のあったさまざまな方法は，ヒトの運動システムを理解するために必要なモノの見方を，私たちに授けてくれる．注意すべきなのは，自転車やラジコンの例のように，好き勝手にパーツをはずしてみたり，外側のカバーを外して中の様子をみてみたりすることを，ヒトを対象とした場合にはほとんどできないことだ．あくまでも皮膚を隔てた外側から，間接的に人体にアクセスして，内部の状態を推定するのである．だからこそ，神経システムに対して非侵襲的に刺激を加えたときに，神経の内部で生じるであろう神経応答を正しく推測することや，神経や筋の応答を非侵襲的に計測したときに，どういった分子・細胞レベルの応答が積み重なって，そのような信号になっているのかを，物理化学的に正しく理解することが重要になる．たとえば，脳の応答を知りたいと考えたとき，理想的な計測方法は，脳を構成する神経細胞1つ1つをすべて同時にとらえることだ．しかし1千億個を超える脳細胞が行っている情報のやりとりを（さらには，その10倍もの数のグリア細胞とのやりとりもある！）同時計測することは不可能である．そこで神経生理学では，たとえば頭皮脳波を使う．でも，直径10mm程度の電極を頭表上に貼り付けたところで，計測できる神経細胞群の活動の種類は限られている〔だって，直径数μm（電極の1/1,000〜1/10,000）の

神経細胞が発生させる100mV程度の電位を，不良導電体である頭蓋骨の外からとらえようとしているのだから！］．脳には皺があり，形がいびつであるから，神経活動（電流）が頭表に形成する電位もまたいびつである．このような制約があってもなお，頭皮脳波の利用価値が高いのは，「ある程度の神経細胞集団が一斉に活動をして，大きな電流の塊が（一時的であったとしても）形成されさえすれば」，それを頭表から簡便に計ることができるからである．脳のなかの神経細胞集団を同期させて活動させるには，中枢や末梢の神経に電磁気パルスを与えて強制的に神経集団を同期発火させることで，これによって脳波でもとらえられるような神経活動プロセスを発生させることができる．一方で，脳波は結局，神経細胞集団の，きわめてざっくりとした集合電位を観察しているに過ぎず，脳波＝脳活動そのもの，という図式は成立しない．脳活動の，ごくごく限られた一側面だけをみていることに留意が必要だ．

　私は大学の授業でよく，東京ドームを頭，その中で野球観戦をしている人を神経細胞に見立てて説明する．頭表脳波とは，ドームの外の交差点から，ドームに向かって耳をそばだて，なかにいる観客たちの様子をうかがっている状況に似ている．もし観客が興奮して，応援団の指示にしたがって一斉にメガホンを打ち鳴らすと，ドームの外からでもその応援を聞くことができる．みんなで叩くリズムがよくわかる訳だ．でももし，観客がひとりひとり，自分のペースでメガホンを叩いていたらどうだろう？　なんとなくザワザワしている様子は，ドームの外からかろうじてわかるかもしれない．でもそれは，道を歩く人の会話や道路を走る自動車の騒音にかき消されて，よく聞き取れない．ここで重要な点は，聞こえないからといって，東京ドームのなかの観客たちが誰一人としてメガホンを叩かず，静かに座っている，という意味ではないということだ．このことをよく理解しないと，自分の知りたいことが脳波という測定法で計ることができるのかどうか判断することができないし，何かが脳波として計れたとしても，それを正しく解釈することができない．神経生理学的な方法を使って脳というシステムを理解する上では，常にこのことを意識し，「いま観測している信号，あるいは現象は，どういう種類の神経細胞群の，どのような活動パターンによって構成されているのか？」という解釈を慎重に行う必要がある．間違った解釈はないか，拡大解釈はないか──　神経生理学を深く使いこなすことは，一朝一夕に身に付くわけではないが，常にそのことを意識しながら取り組むことがなによりも大切なことである．

4　システムを知るための作法

　システムに対して外から刺激を与えて，その後の応答を観察することで，システムの内部特性を定量的・客観的に理解し，制御する方法を，システム制御論，あるいはシステム制御工学という．システム制御工学が扱う対象は本来，化学プラント，家電，自動車など，多岐にわたる．対象物の振る舞いを数式によって記述することを，一般化，モデル化とよぶが，モデル化ができてしまえば，システム制御理論という数理科学的な枠組みのなかで作られた定理や演算方法を使って，さまざまな状況を計算して予測することができたり，陽に観察されてはいなかった対象物の特性を解き明かすことができるので強力である．たとえば，システム制御工学でよく用いられる方法の1つ，「外から刺激を一過性に与えて，その後の応答をみる」というインパルス応答法の利点は，システムのなかの情報の流れを，順を追って理解することができるということだ．システムのなかを情報

がぐるぐると回っている場合，情報処理のプロセスを順を追って解釈するのが難しいが，外部から刺激を与えれば，その刺激によってまず最初に，脳のどこで反応が生じ，次にどこでその反応が処理され，最後にどこがその処理結果を受け取るのか，時間とともに変化する応答を観察することで解釈が可能である．刺激を与えるタイミングを工夫すれば，たとえば上肢の到達運動をしている最中の，主動筋からの感覚情報をどのように脳が処理しているかを観察することもできるし[1]，足裏からの感覚神経活動が歩行の位相依存的に，まったく逆の反射応答を発生させる様子も調べることができる[2]．自然な身体運動のときに本来発生するはずのキネマティクスやダイナミクスを，外骨格ロボットによって変調させて消失させ，身体のなかで生じるはずの感覚情報を急激に減少させたときに身体がどのように反応するかを観察することで，その感覚情報が身体運動プロセスにどのような意味をもっていたのかを明らかにするような方法もある[3]．経頭蓋磁気刺激法を使って，一次運動野や前運動野の活動を邪魔し，その後に生じる様子を調べることで，刺激した脳部位がどのような機能を担っていたのか明らかにする方法もある[4]．これは，機能（あるいはプロセス）に対するknock-inあるいはknock-out技術であり，システムの振る舞いを理解するための技法ととらえることができる．ここで，神経生理学分野において比較的よく用いられている考え方をまとめてみよう（図1）．

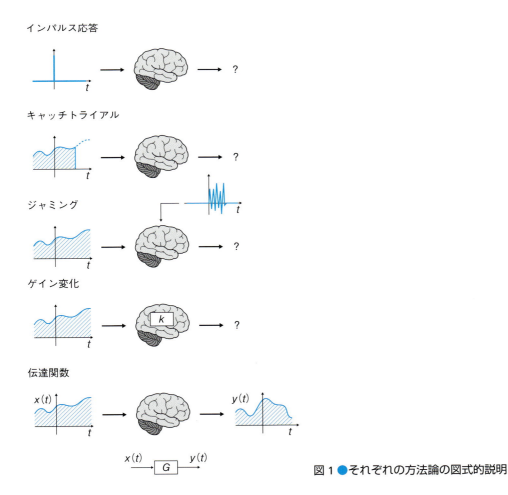

図1 ● それぞれの方法論の図式的説明

インパルス応答：神経系に急速な一過性刺激を入力したときの反応から機能を推定する．
　　　　　　　e.x. シングルパルス経頭蓋磁気刺激[5]

キャッチトライアル：これまで神経系に入力されていた刺激を突発的に取り去ったときに生じる反応から機能を推定する．
　　　　　　　e.x. 外骨格ロボットを使った方法[6]

ジャミング：神経系が特定の情報処理をしている最中に，特定の脳領域の活動を邪魔することで，その情報処理が正常に行われなくなるかどうかを調べる．これによって，邪魔をした脳領域が，邪魔をした時間帯で，その情報処理過程に関与していたかどうかを明らかにする．
　　　　　　　e.x. シングルパルス経頭蓋磁気刺激[4]

ゲイン変化：特定の脳領域の活動量を高めたり弱めたりすることで，その脳領域が，その情報処理過程に関与していたかどうかを明らかにする．
　　　　　　　e.x. 経頭蓋電流刺激法[7]，反復経頭蓋磁気刺激法[8]

伝達関数：システムに対する入力信号と，システムからの出力信号を同時に計測し，両者の関係が説明できる関係式をたてることで，システムの内部で行われている情報処理過程を推定する．
　　　　　　　e.x. コヒーレンス関数[9]

5　神経系モデリングの難しさ

　これまでもヒトの感覚運動システムに対して，モデル化をして，神経系の特徴を理解しようとする試みがなされてきた．ただし，そのやりかたではなかなかうまくいかないことがある．その理由に，非線形性があることと，可塑性があることがあげられる．非線形性があるという意味は，個々の活動（たとえば視覚からの信号に対する処理と，体性感覚からの信号に対する処理）が組み合わされたときに，お互いの情報処理プロセスが統合したり，干渉したりして相互作用を起こしてしまい，単純な足し算にならないことがある，ということである（図2）．考えてみれば，それは神経系にとって当然のことである．ある神経細胞にとって，興奮閾値よりも小さな脱分極しか与えない

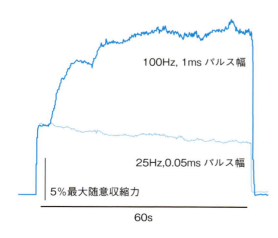

図2 ●機能的電気刺激にみられる非線形性（Collins DF. Exerc Sport Sci Rev. 2007; 35: 102-9)[10]

一定の機能的電気刺激を与え続けていても，発生する筋収縮力には非線形性がみられる場合がある．図は，下腿三頭筋の筋腹に電気刺激を与え続けた場合の足関節底屈力（細線：25Hz, 0.05msパルス幅．太線：100Hz, 1msパルス幅）．最初の2秒間に生じる足関節底屈力が同一になるように，刺激振幅が調整されている．前者の刺激パラメータの場合には，運動神経軸索の膜上で活動依存的な過分極減少などが生じて，徐々に底屈力は低下していく．後者の刺激パラメータの場合，感覚線維から脊髄や大脳を介した反射の影響が徐々に増大していき，前者の刺激パラメータの場合と比べて，3倍以上もの底屈力が生じるようになる．

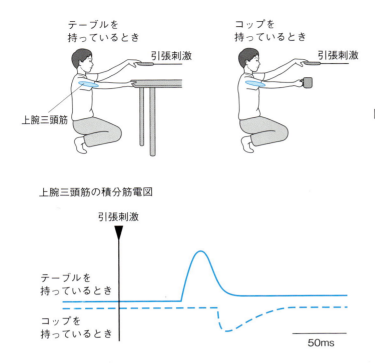

図3 ● 状況依存的な反射切替の一例
(Marsden CD, et al. Brain. 1981; 104: 513-34)[11]

左手に持った紐が引っ張られたときの，右手の上腕三頭筋の積分筋電図には，置かれた状況に依存してまったく異なる反応が観察される．右手でテーブルの端を持ち，身体を支えているときには，右手を突っ張って身体を支えようとして，上腕三頭筋には促通性の反射が生じるが，右手にコップを持っているときには，コップのなかの飲み物をこぼさないように，右手の位置を変えないような姿勢調節をするため，上腕三頭筋には抑制性の反射が生じる．

ような小さな神経入力は，出力は「0」のままだが，そのような小さな神経入力が，異なる神経細胞から次々に入力されて累積すれば，出力は「1」になる．特定の頻度で入力が繰り返し行われると，神経細胞膜がある種のけいれん状態（プラトー電位）となって，入力が小さいままでも出力は倍増する．あるいはこれと別に，ある神経細胞から，次の神経細胞に対して信号が伝搬しているときには，そちらの伝搬が常に優先されてしまい，よその神経細胞からの信号が遮断される現象（gating）も生じることがある．本書で取り上げられている機能的電気刺激にも，パラメータによってはこのような非線形な応答がみられる[10]．

　神経系の非線形的な性質として，理解しておくべきもう1つの重要なものは，状況依存性である（図3）．これは，神経システムは身体や環境や心理的な状況によって，動的にその特性そのものを変える性質のことを指す．たとえば，自転車を漕いで広い空き地のなかを自分のペースで走り回るのはできるのに，地面に書かれた白線の上をはみ出ないようにしてほかの人たちと一緒に一列縦隊で走るのでは，「自転車を漕ぐ」という動作は一緒だとしても，もはや同じ身体の使い方は発動しない．人間の身体運動は，特定の環境や心理的な状況とセットで学習され，学習された内容はそのときと同じ環境や状況のなかで発動する傾向が強いのである．このような「状況依存性」の程度を計りたい場合にも，臨床神経生理学は役立つ．

　臨床的にも身近な「片手運動」「両手運動」について，もう少し具体的にみていこう．神経科学の分野で当時，大きな話題になった研究に，外骨格ロボットを使った力場学習の問題がある[6]．被験者は，水平面上に拘束された腕を使って到達運動をする．そのとき，外骨格ロボットは，到達運動の速度に比例した力（粘性力場）を，腕が内側に流れる方向に掛けていく（図4）．被験者は，このようにしてロボットから与えられる力に対抗して腕を動かすような到達運動のしかたを修得す

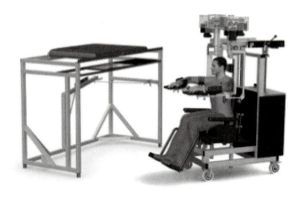

図4 ● 外骨格ロボットによって作られた粘性力場下での上肢到達運動学習（www.bkintechnologies.com より）

外骨格ロボットの例（KINARM, BKIN Technologies, カナダ）．水平面での上肢の到達運動が可能なスライダーの上に腕を乗せ，肘と肩にサーボモータの回転軸をあわせる．被験者が到達運動をしている際の両上肢の肘と肩の関節角度を計測できるほか，トルクを与えることもできる．面前に設置されたディスプレイには，両上肢の指先位置を示したカーソルが表示されており，被験者はその動きを見ながら運動を行う．

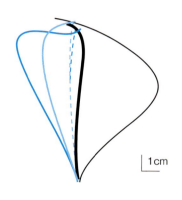

図5 ● 上肢到達運動時の指先位置の軌跡（Nozaki D, et al. Nat Neurosci. 2006; 9: 1364-6）[6]

前方にあるターゲットに向かって左手で到達運動をするとき，速度に比例した粘性力場が内側にかかるため，初回の軌跡（黒細線）は大きく内側に逸れる．この力場環境下で繰り返し運動を行うと，最後にはほぼまっすぐに運動をすることができるようになる（黒太線）．左手にかかる力場を不意に切ったときの軌跡は，学習が進んでいないときにはまっすぐだが（青太点線），学習後には，頭のなかで予測的に運動生成をしているために，力場の方向とは逆に大きく膨らんだ軌跡になる（青太線）．このキャッチ試行によって，運動の学習量が定量できる．次に，学習が進んでいないときに，両手を前方へ到達させる運動中に左手の力場を不意に切ってみると，当然のことながら左手の運動軌跡はまっすぐである（青細点線）．しかし，左手だけを使った到達運動をさきほどと同じ粘性力場で学習したあとに，両手運動をさせ，キャッチ試行を行うと，左手の軌跡はそれほど膨らまない（青細実線）．

る必要がある．

　さて被験者は，このような環境のなかで左上肢のみを動かしながら粘性力場を学習する．このとき，右上肢は膝の上に置いたままである．この状態でしばらくの間，到達運動を反復していくと，徐々に運動の軌跡はまっすぐになっていって，上手な運動ができるようになる．このとき，到達運動中に与えている力場を突然切ってみると，力場と逆方向に大きく右上肢の軌道がずれる．このずれの量が，力場に対する運動学習量を反映すると考えられる．このようにして，これまで身体にかかっていた刺激を不意にはずすことで発生する身体応答から，神経系が獲得した運動方法（身体制御の内部モデル）を定量することができるので，学習中にときおりキャッチ試行を行うことで，いまどの程度，運動学習が進んだのかをモニタリングすることができる．

　ところで，このようにして左上肢で運動を学習した内容は，どの程度「汎化」しただろうか．たとえばつまり，さきほどまでまったく使っていなかった右上肢を，左上肢の到達運動にあわせて一緒に前に伸ばすような運動をした場合を考えてみたい．さきほどのときと違うのは，右上肢が一緒に運動するかどうかだが，でも左上肢がしていることは一緒だ．単純に考えると，右上肢がどのような運動をしているかどうかは関係なく，注目している左上肢の運動そのものは，粘性力場に対する運動のしかたを保持していると考えるのが自然ではないだろうか．

ところが結果は少し違った．両側上肢キャッチ試行（左上肢と一緒に右上肢も到達運動をしながら，左上肢にかかる力場を切る場合）における運動軌跡のずれ方は，片側上肢キャッチ試行の場合（右上肢は使わず，左上肢だけで行う到達運動時に，左上肢にかかる力場を切る場合）よりも小さく，粘性力場に対する運動の巧さが不十分だった（図5）．同じようにして，左右の上肢を同時に動かしながら左上肢にかかる粘性力場を運動を学習した場合，右上肢を膝の上において左上肢だけで到達運動をしたときに，キャッチ試行を行ってみると，両側上肢キャッチ試行の場合よりも運動軌跡のずれ方は小さかったと報告されている．つまり，これらの結果は，両側上肢を同時に動かす運動の学習には，片側上肢だけを動かす運動の学習とは部分的に異なる「左上肢用の脳内過程」が動員されており，両側上肢運動というものは，「左上肢の運動」と「右上肢の運動」の単純な足し合わせではないことを示唆している．同じ左上肢の運動なのに，右上肢がどういう状況かによって，脳の中で使われるリソースが部分的に異なっており，そのために，環境や状況が変わると同じことができなくなる，という状況依存性の1つの仕組みを説明している．

　このような例に代表されるような，神経機能がもつ状況依存性を乗り越えて，身体運動の制御と学習の汎化性を高める問題は，既存の神経生理学では残念ながら扱えていない．どういうルールになっているのかを「計る」だけでなく，ルールそのものを「書き換える」という操作方法がみつかれば，リハビリテーションにおける臨床神経生理学の大きなブレイクスルーになるだろう．

　さきほど例にあげた研究は，肩や肘の関節運動をロボットによって補助したり，あるいは逆に抵抗をつけたりしたあとに生じる，身体の応答を調べるものである．このような方法は，関節角度の時間的変化を扱うために，バイオメカニクス研究の1つと思われがちだが，実はそうではない．行動によって脳に人工的な感覚情報をインプットしたときに，脳がその情報をどのように処理し，その結果，身体をどのように応答させたかというアウトプットを行動データによって計測するので，脳の入出力関数をモデル化することをしているのである．すなわち，扱っているのはキネマティクスだけれども，調べているのは脳のなかに実装されている運動制御の仕組みや，その学習過程なのである．これもまた，神経生理学分野の1つといえる新しい考え方である．

6　ロボットを使った神経生理学研究

　本書では，前章で詳しく，電気生理学的な方法による神経生理学を紹介してきたので，ここで少し，ロボットを使って脳の仕組みを調べる神経生理学研究を紹介する．これまでにさまざまなタイプのロボットが登場しているが，ここでは感覚機能，認知機能，運動機能を多面的に評価するアルゴリズムを搭載した，KINARM Exoskeleton（以下，外骨格型KINARM）を例にして説明する．

　外骨格型KINARMは図4に示したように，肩関節と肘関節をトルクモーターで動かす左右の外骨格ロボット，上肢運動を視覚的に表示するためのバーチャルリアリティ・ディスプレイ，2台のコンピュータ（外骨格型KINARM制御用リアルタイム・コンピュータ，リアルタイム・コンピュータ制御とデータ取得用コンピュータ），モーター駆動や視覚表示などを行うための装置，被験者用椅子，ロボットスタンドによって構成されている．被験者は椅子に座ったまま，両側の上腕，前腕，手をそれぞれトラフに載せた状態で，二次元平面上の上肢運動を行う．ロボットの肩と肘に取り付けられたトルクモーターでは，上肢に対して任意の外力を加えることができる．このと

き外骨格ロボットは，上肢を下から常に支えてくれるので，余計な筋疲労を抑えられるとともに，筋力が低下した患者でも使用することができる．二次元平面上の上肢の動きは，肩関節と肘関節を中心とした2つの回転運動によっていつも説明できるので，測定されたデータの計測や解析は簡単にしたまま，複雑な運動タスクを設定することができることも利点の1つとしてあげられる．外骨格型KINARMでは，グラフィカル・プログラミングツール（Simulink/Stateflow，米国，Mathworks社）により，比較的容易に，多様なタスクの設計を行うことができる．また，専用ソフトウェア（Dexterit-E，カナダ，BKIN Technologies社）のGUIを用いて，試行回数，トルク負荷量，バーチャルリアリティ・ディスプレイの視覚効果など，課題の詳細な設定を行ったり，被験者のワークスペースに対するロボットのアーム位置，被験者がみているディスプレイの状態，上肢の運動軌跡などをその場で確認したりすることができる．

外骨格型KINARMの目的の1つは，ロボットシステムを使用して疾患や外傷による脳機能障害を客観的・定量的に評価することにある[12]．リハビリテーション医療における上肢の機能障害の評価法としては，Fugl-Meyer Motor Assessment（FMA），Action Research Arm Test（ARAT），Jebsen-Taylor Hand Test，Wolf Motor Function Test，9 Hole Peg Testなどが用いられているが，これら既存の評価法には，次にあげるようないくつかの問題点が指摘されている．第1に，これらの評価法では，測定が主に評価者の観察により行われるため経験や能力に依存しやすく，客観性や外的妥当性に乏しいという点である．第2に，測定できる範囲や変化に対する感度の問題である．例えば，FMAの感覚機能評価には，天井効果（正常な機能には達していなくても，適切な評価指標がないため得点が満点になってしまうこと）があり，変化に対する鋭敏性も低いことが指摘されている．第3に，従来の評価尺度は片側上肢動作に着目したものが多く，両側上肢の動きを同時に評価できない点があげられる．例えば，片麻痺で上肢機能が低下している場合，実際の生活場面では反対側上肢を使うなどの代償動作が行われる可能性が高く，片側上肢ごと単独の評価方法では，そのような代償動作を含めた両側上肢全体の機能が同時に評価できないという課題がある．

外骨格型KINARMでは上記の限界を克服するため，ロボットシステムの特性を活かした新たな機能障害の評価法開発が行われている（KINARM Standard Tests）．従来の運動機能評価法と比較してKINARM Standard Testsが優れている点は，評価が客観的で実験者の解釈を必要としないことである．また，ロボットによる評価基準は，天井効果の制約を受けないことも優れている点といえるだろう．これは，スコアの最大，あるいは最小の値を「正常」とする従来法と異なり，KINARM Standard Testsでは健常者が同じタスクを行ったときの得点分布を基準に，障害の程度を判定するように設計されているためである．このほかにも，外骨格型KINARMには両側上肢のロボットが備え付けられているため，両側上肢の動きを同時に計測できることも特徴の1つである．たとえば，Object Hitテストの課題では，急を要する動作でとっさにどちらの上肢が選択されるかを調べることができ，代償動作の定量化，さらには両側上肢機能の包括的な評価ができる．ほかにも，再現性が高いこと，1回当たりの評価時間が短いこと，測定におけるヒューマンエラーが少ないことなどが利点としてあげられる．また，もっともユニークな点は，これらのテストを使えば，運動機能だけでなく，同時に空間認識や注意などの認知機能も客観的に評価できることである．

7　評価から治療へ

　ここまでに，ロボットは，脳が生成する身体運動と学習のプロセスを明らかにし，脳のなかのシステムの状態を評価するツールとして利用できることを述べてきた．もちろんロボットの利用方法はこれだけでなく，運動訓練に活用することについても多くの検討がされている．ロボットを運動訓練に導入する利点としては，人間による訓練と比較して短時間に，再現性高く，高頻度のトレーニングを行えることや，人工的な力場やバーチャルリアリティシステムを併用した視覚座標変換を用いて，目標としている運動様式を効率的に学習，保持させられることがあげられる．ロボットを活用した運動訓練の場合，1人の療法士が同時に複数の患者を担当できたり，訓練期間を従来より短縮できたりする場合があるため，コスト・パフォーマンスもよいとされている．このような理由から，現在では欧米を中心に多くのリハビリテーション用ロボットが開発されている．

　残念ながら，ロボットの仕様の違いによるリハビリテーション効果の比較は，まだ十分に行われていない．しかし，外骨格型（KINARM Exoskeleton，ARMin，Pneu-WREX，RUPERT など）とエンドポイント型（KINARM End-Point，MIT-Manus，MIME，GENTLE/s など）では，前者の方が構造上，リハビリテーションに適していると考えられている．その理由の1つに，脳が身体運動を生成するために使用する「座標系」の問題がある．たとえば，私たちの目の前にコップがあり，右手を伸ばしてそのコップを手に取ろうとしている状況を考えてみよう．このときヒトは，目に入ってきた視覚像を手がかりに，コップと自分の手の位置関係を計算する．自分がいる位置を原点に考えたとき，コップは前に15cm，右へ7cmのところにあるとする．このような座標系でコップの位置を表現するのが，空間座標系である．一方，ヒトが自分の腕を前方に伸ばそうとした場合には，どのような情報が必要だろうか．まずは，手先が目標の位置に到達するために必要な肩や肘の関節について，それぞれをどれくらい曲げる必要があるか，計算する必要がある．これは身体座標系とよばれる次元での計算になる．次に，その座標系で計算された目標軌道を実現するために必要な筋活動パターンを求める必要がある．私たちの腕は，複数の関節に対していろいろな向きに付着した筋群が適切なパターンで収縮することによって動くので，「筋肉Aを20％の強度で収縮させる一方で，筋肉Bは13％の強度で収縮させる」というふうに，それぞれの筋をどれくらい収縮させるか，という計算をすべての筋について行わなくてはいけない．このような計算は，筋座標系とよばれる次元での計算である．ポイントとなるのは，空間座標系によって決まった位置に手先を到達させるために必要となる筋活動パターンは，一意に決まらない点である．上腕と前腕には，あわせて30もの筋がさまざまに走行しており，関節運動を作り出すうえで冗長的な解剖構造になっているからである．外骨格型ロボットの利点は，肩と肘の関節に対して身体座標系でトルクを与えられるため，エンドポイント型ロボットで行っているような，空間座標系での操作よりも一段階，直接的に脳の学習過程に作用できる点にある．このことが，運動障害に対して高い運動訓練効果をもたらす可能性がある．

8 さまざまな治療作用点

　外骨格型KINARMには，高性能なバーチャルリアリティ・ディスプレイが搭載されている．多くのロボットでは通常，使用者の身体から離れた場所に垂直なディスプレイが設置されているが，外骨格型KINARMでは被験者の前にハーフミラーを設置することで，実際に運動を行っている位置の真上に水平にディスプレイを設置し，そこにリアルタイムで視覚フィードバックを呈示することができる．この仕組みによって，より自然な動作に近い状態での運動学習を可能にするため，訓練効果を促進できる可能性がある．このほかにも，外骨格型KINARMは各関節に取り付けられたエンコーダーから，高いサンプリングレート（1kHz）で豊富な運動情報を計測することができる点が特徴である．運動のキネマティクスやダイナミクスをリアルタイムにモニタリングすることで，運動の状況に応じたトルクを適切なタイミングで与えるような，インタラクティブな介入も可能になる．また，このときに実施した運動課題の詳細や，あらかじめ指定しておいたイベント（運動開始，ターゲット到達など）が発生した時刻なども記録できるので，事後の解析から訓練プログラムの見直しをする際にも役立つ．これ以外にも，外骨格型KINARMでは，両側上肢の運動を同時にモニタリングしたり，介入したりすることができる点が特徴である．たとえば，脳卒中片麻痺などによって，両側上肢間で運動機能にアンバランスが生じた状態では，日常生活において麻痺側上肢の使用頻度が減少する学習性不使用が多くみられる．こういった学習性不使用がみられる患者では，片側上肢運動を行うときと両側上肢運動を行うときで，同じ麻痺肢の運動機能に違いが現れることも知られている．このため，ロボットによって学習性不使用を評価する際には，片側上肢運動タスク中だけでなく両側上肢運動タスク中の運動機能を調べる必要がある．また，脳卒中片麻痺の運動訓練は，両側上肢を同時に動かして行ったほうが効果的であるという報告も多いことから，両側上肢の評価，訓練が行えるロボットは，臨床的にも利用価値が高いと考えられている．

　このように，外骨格型KINARMは身体座標系でのトルク介入が可能なので，脳卒中片麻痺や中心性脊髄損傷などによる，上肢の運動制御に機能障害を呈する疾患が，運動訓練の対象となりえる．さらに，外骨格型KINARMでは手先の位置情報を取り込み，バーチャルリアリティ・ディスプレイにカーソルを表示させることによって，自分の上肢がまったく見えない状態で運動を行うことができるため，視覚運動系に対する介入も可能である．そのため，半側空間無視のように注意や空間認知の障害から視覚運動系に異常が生じている場合にも，外骨格型KINARMを活用できる可能性がある．たとえば，半側空間無視に対するこれまでのリハビリテーションでは，プリズムめがねによる視覚運動変換などを利用した介入が試みられ，一定の効果が示されてきた．外骨格型KINARMでも同様に，実際の手先運動方向に対してディスプレイ上のカーソル運動方向を回転させたり，運動距離を変化させて表示させたりすることで，プリズムめがねのような視覚運動変換を作り出すことができるほか，このような変換を訓練中に少しずつ与えることで，被験者に気づかれないまま学習を進めることもできる．このように，適応の程度に応じて視覚運動変換の程度を逐次変更していくなどの柔軟な操作を加えることで，学習効果やその保持度合をさらに高める可能性がある．

9 可塑性を活用する治療

　神経系がもつもう1つの特徴，可塑性についても考えてみよう．可塑性とは，単に「変化する性質のこと」ではない．塑という言葉は土をこねて作った像のことで，こねているときには外からの力で形が変わるけども，ひとたび固まると，外からの力を加えなくてもそのままの形が維持される性質のことを指す．英語では plasticity，つまり熱を加えて整形するペットボトルなどのプラスチックと同じ言葉である．神経系にも，繰り返し生じた神経活動が癖づいて，その履歴が消えることなく長いこと残る性質がある．神経系は，使えば使うほどその性質を変えていくわけだから，ヒトの感覚運動システムを時不変なモデルと仮定して，神経系の特徴を理解しようとする試みがなかなかうまくいかないことがあるのは，さもありなんという感じがする．神経可塑性という特徴を含めてじょうずにモデル化ができるようになれば，今よりももっと神経系の状態をチューニングし直す，ニューロリハビリテーションの手法が作れるようになると考えられる．

　これまでに，神経系の機能を可塑的に変化させるためのいくつかのルールが明らかになっている．ここでその代表例をいくつかみていくことにしよう．ただし，これらはすべて同列に並ぶものではなく，一方が他方の現象の一部分を担っている場合もあると考えられている．神経システムは，「遺伝子」「分子」「細胞」「細胞核」「細胞核間ネットワーク」という，異なる物理サイズの階層が相互作用しているが，それらを統合的に扱う研究方法がまだ確立していないので，厳密な意味で，互いに独立した基本原理（素過程）を抽出することが，学問的にはまだできていない．ただし，このような限界を理解した上で，可塑性原理とよばれるいくつかのルールとその成立条件を理解しておくことは，大変有益だといえる．

- シナプス可塑性（synaptic plasticity）
- ヘブ的可塑性（Hebbian-like plasticity）
- 使用依存的可塑性（use-dependent plasticity）
- 教師あり学習（supervised learning）
- 教師なし学習（unspervised learning）
- 報酬系を介した強化学習（reward based reinforcement learning）
- メタ可塑性（meta-plasticity）

　シナプス可塑性（syanaptic plasticity）とは，神経同士が情報をやりとりする接合部位，すなわちシナプスにおいて，その情報の伝達ゲインが可塑的に変化することを指す．たとえば，シナプス前ニューロンが活動したとき，シナプス終末からは神経伝達物質が放出されるが，これがシナプス後ニューロンにある受容体と結合することで，イオンチャネルが開口し，膜電位が一定量変化する．シナプス伝達効率とは，この膜電位変化の大きさのことを指す．もし，シナプス前ニューロンの活動自体が同じでも，シナプス後ニューロンに生じる膜電位が大きくなった場合，これを増強（potentiation）という．逆に，同じシナプス前ニューロンからの入力に対して，シナプス後ニューロンに生じる膜電位が小さくなった場合には，抑圧（depression）とよぶ．増強や抑圧といった変化は，シナプス前終末の大きさやそこに備蓄されているシナプス小胞の密度，ならびにシナプス後細胞側でシナプス伝達物質を受け取る棘の大きさや受容体の密度によって実現されている．このこ

とによって神経系の情報の流れ方に変化が生じ，脳の中に新たな記憶や運動制御の仕組みが作られる．

ヘブ的可塑性（Hebbian-like plasticity）とは，シナプス結合した2つの神経細胞が時間的に近接して繰り返し発火することによって生じるシナプス可塑性のことを指す．2つの神経細胞の発火の時間的関係によって，可塑性が増強したり抑圧される．このように，同じ細胞の活動であっても，「発火タイミング」という要因によって可塑性の極性が反転するところに最大の特徴がある．

使用依存的可塑性（use-dependent plasticity）とは，特定の機能を担う神経細胞が繰り返し活動すると，同じパターンの活動が次に生じやすくなる現象のことを指す．その背景にはシナプス可塑性が関与している可能性が高いと言われている．

これ以降に説明する内容は，さきほどの例よりもマクロなレベルでの現象に対して名称がつけられたものであり，分子実態や細胞実態をはっきりと説明するまで詳細には解明されていない．しかしながら，さまざまな現象をよく説明できる概念として，非常によく用いられており，その研究も盛んに進められている．

教師あり学習（supervised learning）とは，脳が計画して骨格筋群に出力した運動指令と，実際に生じた身体運動の差を手がかりにして学習を進める方法のことを指す．常に正解が与えられ，実際に自分が行った運動に対して，なにがどの程度違っていたのかという手がかりを基に学習が進むのが特徴だ．

教師なし学習（unsupervised learning）とは，頭のなかに蓄積されたさまざまな経験のなかから，共通の特徴や相違点を見出して，その関係性のなかから新奇な身体運動のしかたを修得する，一種の自己組織化の過程のことを指す．

報酬系を介した強化学習（reward-based reinforcement learning）とは，ある行動に対して報酬（賞賛，金銭など）が与えられると，その行動を生成するために必要な神経活動パターンが発生しやすくなるような学習（シナプス可塑性の組み合わせによって神経ネットワーク上に生じる変化）が生じる現象のことを指す．その行動を生成するために必要な方法を知らなくても，結果として脳の中にその方法が定着する．

メタ可塑性（meta-plasticity）とは，脳に生じる可塑性の強さを可塑的に変更できる，という性質のことを指す．アンフェタミンをはじめとする中枢神経賦活薬物や経頭蓋電磁気刺激によってこれを誘導することができるという報告がある．

脳の可塑性を発動させるために必要な条件は，このようにさまざまな表現で説明されているが，これ以外の概念も生み出されているので，ここにあげたものだけがすべてではない．また，ここにあげたものはすべて独立したものではなく，一部は共通の仕組みを有していることもある．厳密な意味で互いに独立した基本原理（素過程）を明らかにすることと，その原理にアクセスするための方法論を整備することが，神経生理学研究で盛んに進められている．

10 複数の治療作用点を含んだ運動訓練

リハビリテーションにおいて，このような可塑性原理に働きかけた運動訓練を設計するにはどのようにすればよいだろうか？　残念ながら，その方法を体系だって説明できるほど，神経科学，神

経生理学，臨床リハビリテーションはまだ有機的に結びついていないが，ここでは1つの考え方の参考として，ブレイン・マシン・インターフェース技術（Brain-Machine Interface：BMI）を用いた脳卒中片麻痺上肢の運動訓練について紹介する．

　慢性期脳卒中重度片麻痺患者は長期間，麻痺手を使用しないまま生活をしていたため，障害側下行路は学習性不使用状態にある．たとえば一次運動野は過剰な神経興奮状態にあったり，あるいは逆に興奮性が低下したりしている．また，長い間使用しなかった麻痺手のボディイメージは重度に障害されていることも多く，そもそも麻痺手に対して意識を向けることが困難なこともある．このような状態にある脳に対して，神経系の可塑性原理に働きかける介入をするには，どのような設計が可能だろうか？

　麻痺手の運動訓練は通常，ぎこちないながらも随意的に運動を生成できる必要がある．使用依存的可塑性（use-dependent plasticity）や，教師あり学習の仕組みを使うためには，ある程度は随意運動が起きなくては成立しないからである．健常側の手をあえて拘束し，麻痺手の使用を強制的にうながすCI療法（constraint-movement induced therapy）は，その理論的な考え方に沿って開発された介入手法だといえる．一方，随意運動はおろか，表面筋電図上にも明らかな随意活動パターンが表出されない重度な片麻痺に対して，同じような仕組みで脳の可塑性にアクセスするには，一次運動野の活動を直接使う方法が考えられる．一次運動野から麻痺筋へつながる下行路が100％すべて構造的に破断している場合はともかく，多くの場合は多少の下行路は残存しており，また，訓練対象としている筋以外の筋へ接続している下行路も残存していることを考えると，それらの神経経路を自分の意図に応じて活性化できるようになれば，少なくとも部分的には麻痺肢の機能回復はもたらせるはずである．

　患者自身が企図したタイミングに則して，一次運動野の神経細胞群が発火しやすくするためには，一次運動野の興奮性を「見える化」して，いまどの程度興奮性が正しく上昇しているのかを知覚できるようにする必要がある．BMIリハビリテーションでは，体性感覚運動野の活動依存的な頭皮脳波であるミュー律動を用いて，安静状態と運動企図状態を随意的に変調させる訓練を行う．ミュー律動は，大脳皮質と基底核の間に形成されている活動ループによって生じる8〜13Hz程度の周波数をもった脳波のことである．ミュー律動は，安静状態のときに大きな振幅を呈するが，運動企図にともなって体性感覚運動野の活動が上昇すると，皮質基底核ループの活動が変調し，ミュー律動の振幅は著明に低減する．ミュー律動の振幅減少量が，体性感覚運動野の興奮性を表すバイオマーカーであるかどうかは，BMIリハビリテーション開発当時にははっきりとわからない部分もあったので，本稿でも紹介した，経頭蓋磁気刺激法を使ってその評価を試みた．その評価実験では，被験者に一側上肢の運動を企図してもらう．このとき，表面筋電図上の変化は認められない程度の弱い運動企図であることを確認した上で，対側体性感覚運動野の頭皮脳波上からミュー律動の振幅減少量を計測する．そして，一次運動野に経頭蓋磁気刺激を与えて誘発筋電図を計測し，その反応強度を記録する．このときに得られる反応強度は，磁気刺激の強度が一定だった場合には皮質脊髄路の興奮性に依存するので，「ミュー律動の振幅減少量」と「皮質脊髄路の興奮性」の間に相関があるかどうかを検証しようというわけである．

　その結果，多くの被験者において両者に有意な相関を認めた[5]．すなわち，運動企図にともなってミュー律動の振幅が減少しているときには，それにともなって皮質脊髄路の興奮性が上昇してい

るということである．同じ方法を使って，一次運動野に2連発磁気刺激を与えた実験からはさらに，「ミュー律動の振幅減少量」と「一次運動野内にあるGABA作動性抑制介在神経の脱抑制量」が相関することもわかった．その後に行った，機能的磁気共鳴画像法を使った研究でも，運動企図にともなって生じるミュー律動の振幅減少は，体性感覚運動野における脳血流量変化に相関していることが示された[13]．

BMIリハビリテーションでは，体性感覚運動野の活動依存的な頭皮脳波であるミュー律動の振幅をモニタしながら，安静時にはなるべく高振幅になるように意識をし，運動企図時にはなるべく低振幅になるよう努力してもらう[14]．このように，ミュー律動の振幅を随意的に変調させる訓練を行うことで，体性感覚運動野から麻痺筋へとつながる皮質脊髄路ニューロンの使用依存的可塑性が誘導できる可能性がある．また，自分が目指している振幅減少量と比べて，実際の振幅がまだ不十分だと知覚できるので，そのような認知的なプロセスを介して，教師あり学習が進む可能性がある．つまり，一次運動野の上流にあたる運動前野や大脳基底核において，「どのようなシグナルを生成すれば，体性感覚運動野の活動量を変調できるか」という問題について認知的な学習が進み，運動関連脳領域の随意的な活動切替が徐々に行えるようになっていくと考えられる．また，ミュー律動の振幅減少量は，視覚的なフィードバックだけでなく，筋への電気刺激や電動装具による他動的な関節運動を使って，体性感覚情報としてもフィードバックしているので，体性感覚運動野の活動依存的に主動筋からの体性感覚がフィードバックされることで，強い直接投射構造を有する一次体性感覚野と一次運動野の間に神経活動依存的可塑性（activity-dependent plasticity）が生じている可能性がある．このようにして与えられた体性感覚情報や視覚情報は，「運動企図に応じて体性

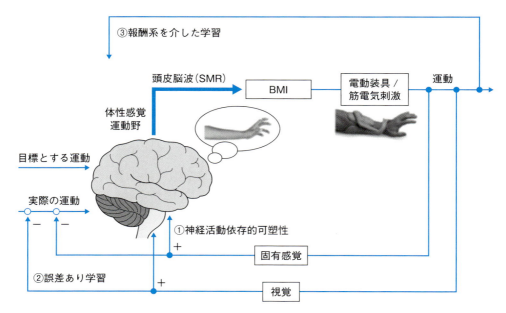

図6 ● BMIリハビリテーションの作用機序仮説
BMIを用いた上肢運動訓練では，運動出力とそれにともなう体性感覚フィードバックにより，神経活動依存的可塑性を誘導し，運動出力の最終段である一次運動野の出力特性を改善する可能性がある（①）．そのほか，体性感覚情報や視覚情報が誤差あり学習（②）や，報酬系を介した学習（③）をうながす可能性がある．

感覚運動野の興奮性を上昇させることができた」という行為に対する，一種の報酬としても利用されている可能性があり，報酬系を介した強化学習も働いている可能性がある（図6）．

BMIリハビリテーションついては現在，その介入効果を多面的に検証する研究が進められている．これまでに，BMIリハビリテーションの施行にともなって，運動企図中におけるミュー律動の振幅減少が著明になること，安静時において障害側一次運動野への磁気刺激に対する応答が改善すること，障害側体性感覚運動野の脳血流応答が改善すること，麻痺側総指伸筋における随意筋電図上の所見が改善すること，手指の随意運動が改善し，臨床スコアが上昇することなどを症例集積研究やABABデザインによる一事例介入研究により見出している[15]．また，BMIリハビリテーションによって，総指伸筋に随意筋電図が認められるようになった患者に対しては，その後に随意運動介助型電気刺激装置を用いたHANDS療法へ移行して，さらなる機能改善が認められる症例群があることも経験している[16]．このように，BMIリハビリテーションは，これまでに介入が困難だった重度な片麻痺上肢の運動機能に対して，一定の回復効果をもたらす手法といえる．

おわりに

BMIリハビリテーションを例に，脳卒中重度片麻痺上肢の機能回復を目指した運動訓練の設計方法や検証方法を紹介した．神経科学の発展によって明らかになってきた，神経系の可塑性原理は，頭皮脳波や筋電気刺激といった電気生理学的な手法を組み合わせることによって，患者さんを対象として実際に発現させて治療につなげることが可能になりつつある．また，その回復過程を正しく評価することも，本書で紹介されている電気生理学的な手法によって行うことができる．さまざまな疾患，さまざまな重症度に対するアプローチが，今後も次々と登場してくると思うが，ここできわめて重要なことは，神経科学で明らかになった神経系の可塑性原理を正しく理解することと，運動訓練の対象となっている患者さんの神経系の活動特性を正しくキャラクタリゼーションすることである．これを見誤ると，思ったような介入効果がでないばかりか，症状を増悪させるリスクまで生じる可能性があるからである．

たとえばBMIリハビリテーションの話をすると，次のような質問をされることがある．「当院にはBMI機器がありませんので，患者さんに口頭で運動するように指示をして，療法士が徒手的にその運動を誘導してあげれば，同じことができますか？」仮にこのような方法を行うとしたときに私が気になるのは，「患者さんが運動企図しているときに，こちらの狙いどおりの脳活動パターン（すなわち，可塑性原理を使って癖づけたい脳活動パターン）が，正しく毎回でているか？」という点である．もし対象とする患者さんが，BMIリハビリテーションの対象としているような，脳卒中慢性期の重度片麻痺だとすると，注意が必要である．過去の研究や著者らの研究からは，麻痺手の運動企図にともなう脳活動パターンは被験者ごとにずいぶん異なり，全体的に活動が低下している場合や，健常者の場合には通常見られないような，代償的な過剰活動がみられる場合がほとんどであることがわかっている[17]．また，運動企図を繰り返し行った場合，同じ脳活動パターンを安定的に生成することができない．このような脳活動特性をもった患者さんに対して，さきほどのような介入をしたとしたら，どのようなことが起きると予想されるだろうか？ 口頭で運動を指示しても，そのつど異なる脳活動パターンが生じ，しかもそれが機能回復に有用なパターンである保証がないなかで，毎回やみくもに他動運動を徒手的に与えたら，視覚，体性感覚，報酬のすべてに

おいて誤った情報がフィードバックされるリスクがある．このような状態は，教師あり学習や報酬系を介した強化学習の仕組みを考えると，適当なものとはいえない．実験的にも，そのことが示されている[15]．この実験では，脳卒中片麻痺患者さんに対してBMIを施行すると，先に述べた通り，神経系の可塑的再構成が徐々に誘導されていき，臨床スケールでみた運動機能にも改善が認められる．次に，途中でBMIをやめ，偽BMI介入に切り替える．すなわち，「患者さんに合図をし，そのつど運動企図をしてもらう」「その際に，必ず麻痺筋に対して筋電気刺激を与えて，筋収縮を誘導する」という介入である．これを続けてみると，臨床スコアの改善は認められず，運動企図にともなうミュー律動の変化や，機能的磁気共鳴画像法によって評価した脳血流変化はむしろ増悪傾向にある．総指伸筋の随意筋活動を確認してみても，その随意性は悪化していた．機能回復へつながる，正しい脳活動パターンを誘導する仕組みを考え，正しい脳活動が出たときにだけ報酬を与える—こうした正しい運動訓練を設計するためには，対象となる脳の特性を正しくとらえ，神経系の可塑性原理をそこにどう利用するか，常に考えなくてはならないということが，この例からもよくわかる（ちなみに，さきほどの研究に協力していただいた患者さんは，偽BMI介入の後に再びBMI介入を行って，さらなる機能回復につながった）．

以上のように，電気生理学的手法は，ヒト神経系の状態を把握し，操作をするためのツールを私たちに授けてくれる．神経科学研究は，神経系に可塑性原理があることを示してくれ，その成立条件を考えるよりどころとなる．臨床で目にする複雑な病態，予測しにくい予後も，対象をつぶさに見つめ，本書で取り上げた理論と実践によって解釈を試みることによって，新しい展望が開けるはずである．是非みなさんにも，日々の臨床に神経生理学の視点を取り入れながら，基礎と臨床の融合がもたらす新しいリハビリテーションの未来を創っていっていただきたいと思う．

■ 文献

1) Pruszynski J, Kurtzer I, Nashed J, et al. Primary motor cortex underlies multi-joint integration for fast feedback control. Nature. 2011; 478: 387-90.
2) Yang JF, Stein RB. Phase-dependent reflex reversal in human leg muscles during walking. J Neurophysiol. 1990; 63: 1109-17.
3) Grey MJ, Nielsen JB, Mazzaro N, et al. Positive force feedback in human walking. J Physiol. 2007; 581(Pt 1): 99-105.
4) Orban de Xivry JJ, Criscimagna-Hemminger SE, Shadmehr R. Contributions of the motor cortex to adaptive control of reaching depend on the perturbation schedule. Cereb Cortex. 2011; 21: 1475-84.
5) Takemi M, Masakado Y, Liu M, et al. Event-related desynchronization reflects downregulation of intracortical inhibition in human primary motor cortex. J Neurophysiol. 2013; 110: 1158-66.
6) Nozaki D, Kurtzer I, Scott SH. Limited transfer of learning between unimanual and bimanual skills within the same limb. Nat Neurosci. 2006; 9: 1364-6.
7) Reis J, Schambra HM, Cohen LG, et al. Noninvasive cortical stimulation enhances motor skill acquisition over multiple days through an effect on consolidation. Proc Natl Acad Sci U S A. 2009; 106: 1590-5.
8) Richardson AG, Overduin SA, Valero-Cabré A, et al. Disruption of primary motor cortex before learning impairs memory of movement dynamics. J Neurosci. 2006; 26: 12466-70.
9) Ushiyama J, Suzuki T, Masakado Y, et al. Between-subject variance in the magnitude of corticomuscular coherence during tonic isometric contraction of the tibialis anterior muscle in healthy young

adults. J Neurophysiol. 2011; 106: 1379-88.
10) Collins DF. Central contributions to contractions evoked by tetanic neuromuscular electrical stimulation. Exerc Sport Sci Rev. 2007; 35: 102-9.
11) Marsden CD, Merton PA, Morton HB. Human postural responses. Brain. 1981; 104: 513-34.
12) 春日翔子, 大高洋平, 牛場潤一. 上肢運動用ロボット KINARM を用いたリハビリテーション. バイオメカニズム学会誌. 2013; 37: 93-9.
13) Ono T, Tomita Y, Inose M, et al. Multimodal sensory feedback associated with motor attempts alters BOLD responses to paralyzed hand movement in chronic stroke patients. Brain Topogr. (in press).
14) Shindo K, Kawashima K, Ushiba J, et al. Effects of neurofeedback training with an electroencephalogram-based brain-computer interface for hand paralysis in patients with chronic stroke: a preliminary case series study. J Rehabil Med. 2011; 43: 951-7.
15) Mukaino M, Ono T, Shindo K, et al. Efficacy of brain-computer interface-driven neuromuscular electrical stimulation for chronic paresis after stroke. J Rehabil Med. 2014; 46: 378-82.
16) Liu M, Fujiwara T, Shindo K, et al. Newer challenges to restore hemiparetic upper extremity after stroke: HANDS therapy and BMI neurorehabilitation. Hong Kong Physiotherapy Journal. 2012; 30: 83-92.
17) Ward NS, Brown MM, Thompson AJ, et al. Neural correlates of outcome after stroke: a cross-sectional fMRI study. Brain. 2003; 126(Pt 6): 1430-48.

〈牛場潤一　春日翔子〉

索 引

あ

アセチルコリン	14
受容体	155
アドレナリン作動性線維	155
アポクリン腺	159
安静時運動閾値	130

い

イオンチャネル	14
一次運動野	55
一般化	168
陰極刺激	142
インパルス応答	168, 170

う

運動閾値	124, 130
運動イメージ	129
運動機能	4
運動時運動閾値	130
運動単位	13
電位	15
運動点	46
探索	50
運動野	9
運動誘発電位	1, 96, 115, 119, 127
運動抑制系	6

え

エクリン腺	159
遠隔電場電位	84, 100
エンドポイント型ロボット	175

か

下位運動神経	12
外骨格型ロボット	175
開閉眼	70
カエルの脚	35
学習性不使用	176
過呼吸	70
加算平均法	85
下肢 SSEP	89
可塑性	6, 131, 166, 177
活動	3
活動電位	13, 37
過眠症	76
過用性筋力低下	4
ガルバーニの実験	36
感覚機能	4
干渉波電流	39
関電極	45

き

基準電極	68, 99
基礎波	72
基電流	43
機能	3
機能障害	4
キャッチトライアル	170
急速眼球運動	75
教師あり学習	178
教師なし学習	178
極性興奮の法則	38
ギラン・バレー症候群	102
筋活動	5
筋座標系	175
近接電場電位	84
筋電義手	34
筋電計	120
筋電図	1, 6, 11
筋疲労	30

く

空間座標系	175
クロストーク	20

け

痙縮	30
痙性斜頸	34
経頭蓋磁気刺激	115, 126
経頭蓋磁気二重刺激	148
経頭蓋直流電気刺激	135, 141, 148
ゲイン変化	170

こ

交感神経	153
交感神経幹	154
交感神経節	154
高次脳機能	90
校正曲線	67
交代性脳波	74
高頻度刺激装置	39
呼吸性不整脈	156
国際 10-20 法	67, 138, 139
コリン作動性神経	155

さ

サイズの原理	7
最適刺激部位	128
参加	3
サンプリング周波数	21
サンプリング定理	21

し

視覚野刺激	139
視覚誘発電位	84, 89, 95
時間領域解析	157
磁気刺激	6, 113
コイル	113, 120
装置	114, 119
視床	61
事象関連脱同期	150
事象関連電位	90
システム	166
システムリファレンス	68
ジストニア	151
至適な刺激強度	50
シナプス可塑性	177
シナプス後電位	38, 61
シナプス前抑制	58
ジャミング	170

シャム刺激	141	精神性発汗	159	強さ-期間曲線	39
周波数	63	成人脳波	73		
スペクトラム	24	積分筋電図	23	**て**	
帯域	85	積分値	23	定量化	22
分析	24, 30	節後線維	154	てんかん	63, 78, 79
領域解析法	157	接触抵抗	69	電気刺激	51, 55
10%法	68	節前線維	154	禁忌	47, 48
樹状突起	36	閃光刺激	70	適応	47
受動電極	18	選択反応課題	163	電気刺激後の皮膚の状態	50
上位運動神経	12	全波整流	23	電極貼付位置	19
状況依存性	171	全般発作	78	電極の間隔	46
上・下腸間膜神経節	155			電極配置	19, 67
上肢SSEP	89	**そ**		伝達関数	170
上肢運動機能	58	双極導出法	69	伝導ブロック	27
焦点部位	80	双電極法	45	電流値	42
書痙	34	相反性神経支配	153	電流密度	45
徐波	63	相反性抑制	53, 58		
自律神経機能	1			**と**	
自律神経節	154	**た**		動員	7
心因性運動障害	33	第一次感覚野	104	同期	21
神経回路網	5	体性感覚刺激	139	同期的活動	9
神経筋接合部	13, 29, 38	体性感覚誘発電位	1, 88, 92, 98	動作分析	33
神経細胞	60	大脳電気的無活動	64	導出電極	100
神経伝導検査	1, 25, 96	大脳半球間抑制	132	糖尿病性神経障害	102
信号周波数帯域	21	大脳皮質	61	糖尿病性多発ニューロパチー	158, 164
診察	4	第1感覚野	98	頭皮脳波	167
振戦	28	タイミングの数値化	23	動物電気	35
身体座標系	175	多発性硬化症	102	トルクモーター	173
心電図	20	単極導出法	68		
心拍変動	156	短潜時SEP	89, 101	**な**	
		短潜時皮質内抑制	122	内側毛帯系路	98
す		単相波	39, 41	機能	98
随意運動	54	単電極法	45	慣れ現象	162
随意運動介助型電気刺激装置	48, 51	単発刺激	121	難治性てんかん	80
錐体路	11	**ち**		**に**	
睡眠時無呼吸症候群	77	中枢伝導時間	100	ニコチン性受容体	155
睡眠脳波	74	中潜時SEP	101	二重支配	153
睡眠ポリグラフ	76	聴覚誘発電位	96	二乗平均平方根	22
数値化	22	聴性脳幹反応	86	二相波	39, 41
スパイク	63	頂点間潜時	86, 93	2連発刺激	121
		頂点潜時	86	認知科学	5
せ		治療的電気刺激	51, 54	認知機能	4, 174
生活機能分類	2				
正規化	23	**つ**			
正常脳波	73	椎前神経節	155		

ね

熱傷	44
年齢変化（脳波）	72

の

ノイズ	20
脳機能	60
イメージング	2
脳血管障害	102
脳死	76
脳磁図	6
脳卒中	149
片麻痺上肢	132
能動電極	18
脳波	1, 7
脳波-筋電図コヒーレンス	9
脳波計	60
脳梁	138
脳領域間機能連関	6

は

パーキンソン病	131
バーチャルリアリティ	173
バイオフィードバック	5, 8, 33
パターンリバーサル刺激	96
発生源導出法	69
ハムノイズ	20
パルス間間隔	43
パルス持続時間	42
パルス電流	41
汎化	172
半側空間無視	176
反復経頭蓋磁気刺激	122, 131, 135

ひ

光（フラッシュ）刺激	96
皮質間抑制	149
皮質静止期	130
皮質脊髄路	12, 179
皮質内促通	122, 148
皮質内抑制	58, 148
非侵襲的脳刺激法	135
非線形	171
皮膚インピーダンス	19
皮膚抵抗	39
皮膚の前処置	49
ヒューマンエラー	174
評価	4
表面筋電図	18, 28
表面電極	44

ふ

フィードバック	55
フィルタ	21
不関電極	45
腹腔神経節	155
副交感神経	153
不随意運動	28
部分発作	78
ブレインマシンインタフェース	6, 64, 81, 150, 179

へ

平均基準電極法	69
平坦脳波	76
ヘブ的可塑性	178
変動係数	157

ほ

紡錘波	74
歩行分析	7
ホットスポット	148
ホムンクルス	126
ボルタの電池	36

ま

末梢神経障害	25

む

ムスカリン性受容体	155
むずむず脚症候群	77

め

メタ可塑性	178

も

モーションアーチファクト	20
モデル化	168

ゆ

誘導電流密度	114
誘発筋電図	16
誘発電位	167

よ

陽極刺激	142
容積導体	84
抑制性介在ニューロン	53

り

リクルートメント	7
律動性（リズム性）脳波活動	
パワー	6
リハビリテーション	1, 51
両側性伝導	37
臨床神経生理学	1, 4, 6
倫理委員会	140

れ

レム睡眠	75
攣縮	52

ろ

ロシアン電流	39
ロボット	171

わ

ワイヤ電極	33

A

α運動神経	12
α律動	73
anodal tDCS	136, 142

B

biofeedback	5
Brain-Computer Interface (BCI)	81
Brain-Machine Interface (BMI)	6, 64, 81, 150, 179

C

carry over 効果	54
cathodal tDCS	136, 142

CCT 89, 100
CNV 90
cortical silent period (CSP) 131
CVRR 157

D

D波 128
delay time 124
dysmobility 1

E

electroencephalogram (EEG) 7
electromyogram (EMG) 6, 11
ERD 150

F

F波 27, 32
far field potential 100
functional connectivity 6

G

GABA作動性抑制介在神経 180

H

H波 17
H反射 31
HANDS (hybrid assistive neuromuscular dynamic stimulation) 療法 52, 57, 181
hot spot 124

I

I波 128
inhibitory motor system 6
integrated volitional control electrical stimulator (IVES) 48, 51, 55, 57
interhemispheric inhibition (IHI) 132
interstimulus interval (ISI) 122
intracortical facilitation (ICF) 122, 148

L

long-term depression (LTD) 131
long-term potential (LTP) 131

M

M波 17
motor evoked potential (MEP) 1, 96, 115, 119, 127
motor threshold (MT) 124
MUAP 15

N

NCS 96
neuromodulator 136
non-invasive brain stimulation (NIBS) 135

P

P300 90
plasticity 6

R

repetitive transcranial magnetic stimulation (rTMS) 122, 131, 135
RR間隔 156

S

S-D曲線 43
sham刺激 141
short intracortical inhibition (SICI) 122, 148
somatosensory evoked potential (SEP) 1, 88, 92, 98
SSR 159

T

therapeutic electrical stimulation (TES) 51, 54
transcranial direct current stimulation (tDCS) 135, 141
transcranial magnetic stimulation (TMS) 126

V

visual evoked potential (VEP) 84, 89, 95

リハビリテーションのための
臨床神経生理学　　　　　　　　　　　　　ⓒ

発　　行	2015年5月20日　初版1刷	
編 集 者	正門　由久	
編集協力	髙橋　修	
	村岡　慶裕	
	牛場　潤一	
発 行 者	株式会社　中外医学社	
	代表取締役　青木　滋	
	〒162-0805　東京都新宿区矢来町62	
	電　話　　(03)3268-2701(代)	
	振替口座　00190-1-98814番	

印刷・製本/三和印刷(株)　　　　＜MS・YT＞
ISBN978-4-498-07678-5　　　　Printed in Japan

JCOPY ＜(株)出版者著作権管理機構　委託出版物＞
本書の無断複写は著作権法上での例外を除き禁じられています．複写される場合は，そのつど事前に，(社)出版者著作権管理機構（電話 03-3513-6969, FAX 03-3513-6979, e-mail: info@jcopy.or.jp）の許諾を得てください．